体检报告解读与

健康指导

主编　李惠梅　常峪文

U0206991

中国健康传媒集团
中国医药科技出版社

内 容 提 要

　　本书针对目前国内众多健康体检机构存在的普遍性问题，全面系统地介绍了健康体检项目、检测指标含义、体检注意事项、适应人群以及对体检结果进行了详细地解读，针对不同体检结果给予了不同的健康指导。本书内容翔实、通俗易懂，可供国内健康体检机构的管理人员、医疗卫生服务人员以及参加健康体检和关注自身健康状况的广大读者阅读、参考。

图书在版编目（CIP）数据

体检报告解读与健康指导 / 李惠梅，常峪文主编 . — 北京：中国医药科技出版社，2018.11（2024.10重印）

ISBN 978-7-5214-0528-6

Ⅰ . ①体… 　Ⅱ . ①李… ②常… 　Ⅲ . ①体格检查—基本知识 　Ⅳ . ① R194.3

中国版本图书馆 CIP 数据核字(2018)第 240163 号

美术编辑　陈君杞
版式设计　也　在

出版　**中国健康传媒集团** | 中国医药科技出版社
地址　北京市海淀区文慧园北路甲 22 号
邮编　100082
电话　发行：010-62227427　邮购：010-62236938
网址　www.cmstp.com
规格　710×1000mm $\frac{1}{16}$
印张　12
字数　152 千字
版次　2018 年 11 月第 1 版
印次　2024 年 10 月第 9 次印刷
印刷　天津市银博印刷集团有限公司
经销　全国各地新华书店
书号　ISBN978-7-5214-0528-6
定价　**35.00 元**

获取新书信息、投稿、为图书纠错，请扫码联系我们。

编委会

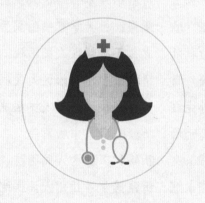

序

健康是人的基本权力，是幸福快乐的基础，是国家文明的标志，是社会和谐的象征。在全面建设小康社会过程中，我国人民的健康水平明显提高，精神面貌焕然一新。然而，社会发展和经济进步在带给人们丰富物质享受的同时，也在改变着人们的饮食起居和生活习惯。与吸烟、酗酒、缺乏体力活动、膳食不合理等生活方式密切相关的高血脂、高血压、高血糖、高尿酸、肥胖等已成为影响我国人民健康素质的大敌。

近年来，党中央、国务院以及社会各界对营养和健康的重视程度空前提高，把以治病为中心转变为以人民健康为中心。2016 年 8 月，习近平总书记在"全国卫生与健康大会"上强调"提高国民健康素养水平，是提高国民健康水平最根本最经济最有效的措施之一，要把人民的健康放在优先发展的战略地位"。2017 年 10 月，习近平总书记在《十九大报告》中指出"人民健康是民族昌盛和国家富强的重要标志"。

国务院先后发布了《健康中国 2030 规划纲要》《国民营养计划(2017—2030 年)》，全面吹响了提升我国居民健康素质的号角。推进健康中国建设是积极参与全球健康治理、履行 2030 年可持续发展议程国际承诺的重大举措。并且，国家将每年的 9 月 1 日作为全民健康生活方式日，不断强化健康意识，长期保持健康的生活方式。

没有全民健康，就没有全面小康。社会发展到现在，国人对健康有了更多期许、更高期待，观念也在发生深刻改变。人们不再满足于生命的长度，更追求生命的质量；不再满足于"躯体没有疾病"，更将其扩展为"身体上、精神上和社会上的完全良好状态"。显然，现代社会的健康是一个"大健康"概念，关注的是生命全周期、健康全过程。

新疆维吾尔自治区人民医院体检健康管理中心主任医师李惠梅、中心主任常峪文把十多年从事健康管理所取得的成果和成功经验进行认真的总结和提炼，遵循《健康体检基本项目专家共识》，所编写的《体检报告解读与健康指导》一书，突出了健康体检的针对性、实用性及指导性。为各类健康管理中心开展健康体检活动，指导大众正确科学理解体检结果报告都具有非常重要的意义。

2018 年 10 月

前 言

　　健康体检是指通过医学手段和方法对受检者进行身体检查，了解受检者健康状况、早期发现疾病线索和健康隐患的诊疗行为。健康体检是以健康为中心的身体检查，了解身体情况，筛查身体疾病，为受检者提供检查结果的客观描述和健康隐患的提示。

　　随着人群对健康意识的提升，健康体检已经成为我们日常生活中一个不可缺少的组成部分。"体检"一词大家都明白，但很多人看着健康体检报告中的一堆数字、符号，犹如雾里看花；看到某项检测指标超出正常范围，就会担心自己的身体有问题，不能正确理解，会辗转反侧、夜不能寐。

　　其实，体检是对当下身体状况的一次健康评估，简单地从"得病"或"没病"的层面来理解是很片面的。那么，体检报告应该怎么看呢？"异常"检测结果又需要注意什么？大家多长时间需要体检一次呢？在此我们郑重建议：35 岁以上的健康人，应每年做一次全面的体格检查。同时，我们组织编写整理了有关健康体检检查项目的目的意义，为您解读检测项目指标含义，也告知大家，在做各项检查项目过程中的注意事项，帮助大家科学正确理解健康体检解读报告。

　　由于时间较紧，水平有限，难免存在不足与疏漏之处，恳请各位医疗同道、读者给予批评指正。

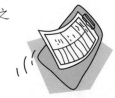

编者

2018 年 10 月

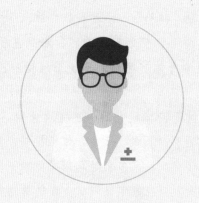

目 录

正确认识高血压

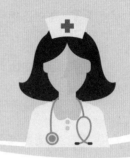

　　人的血压受心脏跳动快慢的影响，而且不同时间、不同精神状况、不同姿势和部位，检测的血压也不同。一次血压检测异常并不能精准判定血压的状况，因其会受各种因素的影响而发生波动，所以测血压时要保持心情平静。血压过低或者过高(低血压、高血压)都会造成不良后果，这说明血压有着极其重要的临床意义。

检测血压的方法

电子血压计检测方法

1. 被测量者先安静休息 5~10 分钟，便于消除劳累、紧张、兴奋等对血压的影响。运动后则需要休息 20~30 分钟。禁止吸烟和饮用咖啡，排空膀胱。

2. 测量血压最常用的部位是上肢肱动脉。测量时手掌向上，上卷衣袖露出上臂(衣袖要宽松)，并将手臂缓慢地放入仪器中。要求上臂中部(不能缠于肘关节部)、袖带的下缘 2 厘米必须松紧适宜。

3. 被测量者取坐位，最好坐靠背椅。坐姿要正确，双腿并拢，面朝机器坐直坐正，身体在同一个水平位置，安静 60 秒，再开始测量。

4 测血压过程中，如发现血压有异常，应休息一会重测，不能立刻在同侧测量；必要时，可测量对侧手臂的血压进行对照。

5 高血压患者要定期测量，每次最好在同时间、同部位、同体位用同一血压计进行测量，以便对照。

6 电子血压计要定期检查和校对，以保证其准确性。

水银血压计检测方法

1 被测量者先安静休息 5~10 分钟，在测量前 30 分钟内禁止吸烟和饮用咖啡，排空膀胱。

2 被测量者取坐位，最好坐靠背椅。裸露右上臂，肘部与心脏处于同一水平位置。若疑有外周血管病，首次就诊时应测量双臂血压。特殊情况下测量血压时可以取卧位或站立位；老人、糖尿病患者及常出现体位性低血压情况者，应测立位血压。立位血压测量应在患者由卧位改为站立位 2 分钟后进行。不论被测者体位如何，血压计都应放在心脏同一水平。

3 使用大小合适的袖带，袖带内气囊应至少包裹 80% 上臂。大多数人的臂围为 25~35 厘米，宜使用宽 13~15 厘米、长 30~35 厘米规格的气囊袖带。肥胖者或臂围大者应使用大规格袖带，儿童用较小袖带。

4 将袖带紧贴缚在被测者上臂，袖带下缘应在肘弯上 2.5 厘米。将听诊器的探头置于肘窝肱动脉处。

5 若使用机械式血压计最好选择符合计量标准的水银柱式血压计进行测量。若使用机械式血压表或符合国际标准(BHS 和 AAMI)的电子血压计，需与水银柱式血压计同时测值校正。

6 测量时快速充气，气囊内压力应达到桡动脉搏动消失并再升高 30mmHg(4.0kPa)为止，然后再以均匀速率(2~6mmHg/s)缓慢放气。心率较慢时放气速率也较慢。获取舒张压读数后快速放气至刻度零。

7 在放气过程中仔细听取柯氏音，观察柯氏音第 I 时相与第 V 时相水银柱凸面的垂直高度。收缩压读数取柯氏音第 I 时相，舒张压读数取柯氏音第 V 时相(消失音)。儿童、妊娠妇女、严重贫血者、主动脉瓣关闭不全或柯氏音不消失者，以柯氏音第 IV 时相(变音)定为舒张压。

8 血压单位用毫米汞柱(mmHg)。毫米汞柱与千帕斯卡(简称：千帕，kPa)的换算关系，1mmHg=0.133kPa。

9 应相隔 2 分钟重复测量，取 2 次读数的平均值记录。如果 2 次测量的收缩压或舒张压读数相差＞5mmHg，则相隔 2 分钟后再次测量，然后取 3 次读数的平均值。

什么是高血压

理想血压(BP)　收缩压＜120mmHg，舒张压＜80mmHg，即 120/80mmHg。

高血压　检测血压超过 140/90mmHg。

血压偏高　检测血压在 130~139/85~89mmHg。

1999 年世界卫生组织提出高血压的最新标准为在没有服用降压药的情况下，只要出现以下 3 种情况之一就属于高血压。

1 收缩压≥140mmHg。

2 舒张压≥90mmHg。

3 如果患者有高血压病史，日常正在服用降压药，不管如何控制血压，都属于高血压范畴。

高血压分级

一级高血压　达到确诊高血压水平下舒张压 90~99mmHg，休息后能够恢复正常。

二级高血压　达到确诊高血压水平下舒张压 100~109mmHg，左心室肥大、颅底动脉狭窄、蛋白尿轻度升高，休息后不能恢复正常。

三级高血压　达到确诊高血压水平下舒张压 110mmHg 以上，出现左心衰竭、肾衰、眼底出血、视乳头水肿症状之一，休息后不能恢复正常。

高血压的危害

高血压不仅是一个独立疾病，它是心脑血管疾病的重要危险因素，可导致心、脑、肾等重要脏器的损害和相关疾病的发生。主要表现为头昏头痛、注意力不集中、记忆力减退、肢体麻木、夜尿增多、心悸、胸闷乏力等。高血压容易损害心、脑、肾脏、血管和眼底视网膜等脏器，这些脏器受到不同程度的损害后会引发心肌梗死、肾功能衰竭、脑卒中、心衰、失明等并发症。

易患原发性高血压的人群

高血压分为原发性高血压和继发性高血压，继发性高血压是由其他疾病合并发生的，如糖尿病合并高血压、肾脏疾病合并高血压等。那么，哪些人易患原发性高血压呢？

1. 父母患高血压，子女很容易被遗传。
2. 长期情绪不稳定、压力过大、过度劳累者，血压会受影响。
3. 长期久坐不爱运动者，肥胖特别是腹部、臀部、大腿脂肪分布较多的人。
4. 口味重、年龄大、不良生活方式，会使血压升高，风险也会随之增大。
5. 长期每日饮酒过量会导致血压上升。

得了高血压该怎么办

一旦检测血压偏高，一定要到医院找医生进行进一步诊治。通过检查找出引起血压偏高的原因，同时要关注有无高脂血症、糖尿病、心脑肾损害或相关疾病存在。在医生的指导下，坚持正确的生活方式。遵医嘱服药，平稳降压。掌握高血压防治知识，自觉防治高血压。

如何预防高血压

预防和控制血压升高，要改善生活方式，需要做到以下几点。

参考中国营养学会建议，可概括为一、二、三、四、五和红、黄、绿、白、黑。

合理膳食

⬤ 是指每日摄入 1 袋牛奶(每袋牛奶 237mL，含钙约 280mg，且较易吸收，牛奶富含优质蛋白质，并有轻度降血胆固醇作用)。

⬤ 是指每日摄入 250g 左右碳水化合物，相当于主食 300g，通过调整和控制主食，可控制血糖、血脂及体重。

⬤ 是指每日摄入 3 份高蛋白食物，这样相当于每千克体重蛋白质 1~1.5g。每份高蛋白食物相当于以下任意一种：50g 瘦肉、100g 豆腐、一个大鸡蛋、25g 黄豆、100g 鱼虾或鸡鸭。摄入过多蛋白食物不仅不能被人体贮存，反而会对肠道、肾脏、代谢产生危害。

⬤ 是指四句话：有粗有细、不甜不咸、三四五顿、七八分饱。粗细粮搭配有明显蛋白质互补作用，能提高蛋白质利用率。粗粮的膳食纤维有助于降血脂，预防糖尿病、结肠癌、乳腺癌。过多摄入甜食会导致肥胖、高胆固醇血症和高甘油三酯血症；盐过多不利健康。三四五顿指控制总量、少食多餐，有利于防治糖尿病、减肥、降血脂。

⬤ 是指每日摄入 500g 蔬菜及水果。每日进食 400g 蔬菜及 100g 水果。新鲜蔬菜、水果除可以补充维生素、纤维素、微量元素外，已证明尚有重要的防癌作用。

红 指红葡萄酒。每日 50~100mL 红葡萄酒能升高高密度脂蛋白胆固醇，缓减中老年人动脉粥样硬化。白葡萄酒、米酒、绍兴酒可能效果稍差。啤酒不宜超过 300mL，白酒不超过 25mL。WHO 已把少量饮酒有利健康的观点改为：酒，越少越好。

黄 指黄色蔬菜，如胡萝卜、红薯、南瓜、玉米、西红柿。这类蔬菜和绿叶蔬菜富含胡萝卜素，能在体内转化成维生素A。缺乏维生素A，儿童会因免疫力低而易发呼吸道、胃肠道感染；成人可能与癌症发病有关。

绿 是指绿茶。绿茶含有茶多酚最多，有较强的抗氧自由基、抗动脉粥样硬化和防癌的作用。

白 指燕麦粉及燕麦片。每日 50g 燕麦片煮粥，能使血胆固醇平均下降 39mg，甘油三酯下降 76mg。糖尿病患者食用后效果尤其明显。

黑 指黑木耳。每日食用 10~15g 黑木耳即有明显的抗血小板聚集、抗凝、降胆固醇的作用。

适量运动

每天在同一时间、同一体位、同一部位用同一血压计检测血压，根据身体情况，合理安排运动。一般中老年人可以选择一些有氧代谢运动，如步行、慢跑、游泳、骑车、登楼、登山、球类、健身操等。通常掌握"三、五、七"的运动是很安全的。

"三"指每天步行 3 千米，时间在 30 分钟以上。

"五"指每周要运动 5 次以上，只有进行规律性运动才能有效果。

"七"指运动后心率加年龄约为 170，这样的运动量属中等强度。

戒烟限酒

研究表明，吸烟对心肌梗死的危害与吸烟指数(吸烟包数 / 日 × 吸烟年限)的平方成正比，吸烟量大 1 倍，危害为 4 倍；吸烟量大 2 倍，危害达 9 倍。当吸烟量少于 5 支 / 日时，吸烟的相对危险度较低，因此若吸烟者不能彻底戒烟，其吸烟量应为每日 5 支以下，并慢慢减到 1~2 支 / 日。

心理平衡

心理平衡在所有保健措施中是最关键的一项。保持快乐的心情几乎可以抵抗其他所有的内外不利因素。良好的心情可使机体免疫机能处于最佳状态，对抵抗病毒、细菌及肿瘤都至关重要。

温馨小·提示

👤 情绪紧张和过于激动、剧烈运动后不要马上测血压。

👤 在测量血压前 15 分钟不吸烟、不进食刺激性食物（咖啡、酒、茶等）。

👤 测血压时要坐正、放松，衣袖应宽松，不论是坐位还是卧位，上臂和心脏保持在同一水平位上。

👤 持续监测血压建议在同一侧上肢进行对比。

👤 测血压时屏住呼吸会使血压升高。

👤 血压计要定期校准，否则会影响检测值。

👤 在医生的指导下合理用药，切不可擅自停药或改变用药方式。

👤 运动锻炼要量力而行。

正确测量身高、体重、腰围、体质指数

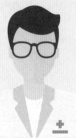

身高、体重、腰围、体质指数是体检的一般项目，也是最基础的项目。

1 测量身高、体重、腰围体质指数可以判断人的生长发育和体型发育是否正常，有无不健康的增重，是否发生肥胖症。同时一些消耗性疾病，如结核、糖尿病、癌症等，经常会伴随着体重的下降，所以动态做好身高体重的记录，可以了解个人的基本状况。

2 标准体重(kg)= 身高(cm)−105

女性按照上述公式再减 2~3kg 为标准体重，增减 10% 以内都属于正常范围，超过 10% 者为超重，超过 20% 者为肥胖，体重低于正常 10% 以内都属于体重减低，低于 20% 者为消瘦。

3 检测腰围可以反映腹部皮下脂肪厚度和营养状态，是间接反映人体脂肪状态的指标。腰围的大小可反映出中老年人的体形特点，保持腰围适当的比例，对成年人的体质、健康和寿命都具有重要的意义。

检测身高体重的方法

1 清洁仪器。

2 连接电源，打开电源开关(秤上不得放置任何物品)。

③ 开机后设备进行自检状态，此时显示屏上的质量及身高为初始"00"状态，约 15 秒钟完成自检测量。

④ 被测者背向机器，双脚垂直站立于秤盘上，身体的其他部分不要接触到机器，眼睛平视，并保持不动，根据被测者性别按男或女键后机器提示"请站好"，此时开始测量，当屏幕显示质量、身高数值后，被测者可离开秤盘，测量程序结束。

⑤ 当机器连续 4 小时无人测量时，请按"复位"键，以保证秤的准确度。

⑥ 每周彻底擦拭和保养仪器一次，并做好维修记录，定期校准。

检测腰围的方法

测量腹部最突出的部分，参考标准位置为肚脐以下 3 指的地方。测量时身体站立，肩自然放松，放松腰部，手臂自然下垂。用软尺绕腹一周，测得的周长为腰围。男性应不超过 90 厘米；女性应不超过 85 厘米。

身体质量指数（BMI）

身体质量指数（BMI)是目前国际上常用的衡量人体胖瘦程度以及是否健康的一个重要标准，也是用来评估体重与身高比例的参考指数。

计算公式：BMI= 体重(公斤) ÷ 身高(米)的平方

轻体重：BMI < 18.5；健康体重：18.5 ≤ BMI < 24.0；超重：24.0 ≤ BMI < 28.0；肥胖：BMI > 28.0。

肥胖带来的危害

1 内分泌方面：患糖尿病、高脂血症的风险增高。

2 心脏：使心脏负荷过重，患高血压、心脏病风险增高。

3 肝胆：脂肪堆积形成脂肪肝。

4 肺脏：会影响呼吸，容易打鼾，憋气，严重者会引起呼吸暂停。

5 大脑：会引起人的衰老，使阿尔兹海默病提前或高发。

6 皮肤：会引起皮肤粗糙、松弛，没有弹性。

7 肾脏：损害肾脏，导致肾炎、肾功能损害等疾病。

8 癌症：患肝癌、胃癌，尤其是女性，子宫癌、乳腺、卵巢癌患病风险增高。

9 结肠：造成肠蠕动减慢，宜发生便秘。

10 骨关节：容易造成骨关节负担过重，骨质疏松等。

温馨小提示

- 测量身高时要平静，挺胸抬头，赤脚。
- 测量体重时尽量衣着合适。
- 测量腰围时应在空腹和排尿后进行。

肥胖的*报告解读*

肥胖是指某种原因引起的体内贮积的脂肪量超过理想体重，超过 10% 者为超重；超过 20%~30% 者为轻度肥胖；超过 30%~40% 者为中度肥胖；超过 50% 者为重度肥胖。

建议

❶ 发现肥胖者，应到医院进行体格检查，排除其他原因引起的肥胖。

❷ 控制进食量，吃低脂、低胆固醇、低糖的平衡饮食，在限制热能的基础上，使蛋白质、脂肪、碳水化合物配比适宜，无机盐、膳食纤维供给充分。

❸ 合理选择食物，既要注重营养成分又要具有饱腹感，如瘦肉、牛奶、鱼类、鸡肉、兔肉、豆制品、新鲜瓜果、蔬菜、粗粮等食品；尽量不食用脂肪含量高的食品，如花生、瓜子、松子、核桃、肝、脑、腰子、鱼子、蛋黄及甜食。

❹ 注意烹调方法，以清淡为主，最好采取煮、炖、凉拌等方式。忌油煎、油炸、烧烤等。

❺ 建立良好饮食习惯，进行膳食纪录。定期到医院复查血糖、血脂、肝肾功能、体重、腰围、体重指数。掌握自测方法和

了解正常值范围。

6 把运动变为日常生活的一部分，每天至少要进行 1 小时的体育活动，以增加体内热能消耗。

减肥的运动处方

1 减轻体重，控制肥胖，保持和增强体力，预防肥胖并发症。

2 增加一些有耐力的项目，例如长距离的走步、骑行、游泳等。

3 运动强度：40 岁，心率控制在 140 次／分；50 岁，心率控制在 130 次／分；60 岁，心率控制在 120 次／分。

4 运动时间和频率：每次 30~45 分钟，每周不少于 4~5 次。

温馨小·提示

👤 运动前应做相关体检项目，根据个人的身体情况，判断心功能情况，有无心血管系统并发症。

👤 运动和控制饮食相结合，主要控制脂肪、糖的摄入量。

👤 运动锻炼要循序渐进，合理安排活动时间和活动强度，同时注意季节变化，及时增减衣物，避免感冒和过量运动。

👤 不建议盲目的服用减肥药，请在医生的指导下合理治疗。

👤 注意有无合并肥胖引起的高血压、糖尿病、冠心病等，如有发现及时就医。

内科查体规范

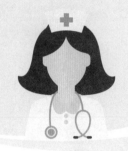

　　人体主要脏器有心、肝、脾、肺、肾等，这些都在内科体检范围之内，通过查体对许多疾病和体征，如支气管炎、肺炎、胸膜炎、心律失常、心包炎、心肺功能不全、先天性心脏病、肝脾肿大、贫血、黄疸等有初步筛查和诊断作用。

问诊

① 询问既往史：既往的健康情况，过去曾经患过的疾病、手术、过敏、特殊用药等，特别是与目前所患疾病有密切联系的情况。

② 家族史：询问双亲、兄弟姐妹以及子女的健康情况，有无遗传有关的疾病。

③ 个人生活史：个人习惯、爱好、职业、社会经历、工作环境等。

④ 目前自觉症状：有没有感受到明显的症状，例如头疼头晕、胸闷胸痛、发热乏力、咳嗽咳痰、胃疼反酸、大小便性状等症状及动态变化等。

体格检查

① 胸廓：有无异常胸廓，多见于慢性消耗性疾病及维生素 D 缺乏的人群。

② 肺与胸膜：了解呼吸音、有无啰音与炎症等。

3 脉搏：次数是否正常，搏动是否规律。

4 血压：测定血液在血管内流动对血管壁产生的侧压力。

5 心脏：及早发现心脏疾病。

6 肝脏：通过触及肝脏的质地，可以了解肝脏的性质，在正常情况下，肝脏质软，慢性肝炎时质韧，肝硬化时质硬。还通过有无压痛判断肝脏是否有病变。

7 脾脏：是否肿大或肿大的程度。

8 肾脏：大小、硬度及移动度等，预防肾肿瘤。

9 腹部：外形、软硬度、是否有包块等。

🧑‍⚕️ 关键点

1 内科检查时动作要轻巧，不要遗漏阳性体征、既往史、家族史，记录准确。

2 为年老体弱、全身健康状况差，特别是有心血管疾病者检查时，动作要轻巧，尽量缩短操作和就诊时间。

3 所用器械符合医院感染控制要求，注意保护个人隐私。

温馨
小·提示

1 女性不宜穿连衣裙进行检查。

2 体检前要告知医生以前有没有健康问题。

3 听心肺、触摸腹部器官时，须平躺于诊断床上，松解裤带，双腿屈曲，配合医生检查。

外科查体规范

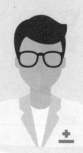

外科检查是对一般情况(身高、体重、体重指数、营养情况)、甲状腺、浅表淋巴结、乳腺、脊柱、四肢关节、泌尿生殖器、肛门与其他部位的一般检查。系统的外科检查可以早期发现一些常见病症，如骨质增生、前列腺肥大、乳腺增生及腺瘤、痔疮等；而恶性肿瘤，有些也可以通过外科检查发现，如乳腺癌、直肠癌等。

问诊

① 既往手术史：有无肺、肝胆、消化系统、泌尿系统、甲状腺、乳腺等，既往明确诊断的外科疾病。

② 既往疾病：既往发生过的运动系统损伤和相关疾病。与外科疾病相关的恶性肿瘤家族史；肺、结肠、直肠、肝、肾、乳腺、甲状腺癌等。

③ 主要自觉症状。①与消化道有关的症状：便血、排便习惯改变、大便形状改变等。②与排尿有关的症状：尿频尿急、尿疼、排尿困难等。

体格检查

① 一般检查：主要包括对发育、营养状况、体态、面容、表情、步态等的观察。

2 颈部检查：淋巴结、甲状腺、气管及颈部血管观察。

3 皮肤、体表及浅表淋巴结检查：皮肤颜色、弹性、光泽，是否存在瘢痕及其他改变。颌下、颈部、锁骨上下、腋窝、腹股沟等处淋巴结是否有肿大。

4 胸部及乳腺检查：检查胸部是否有畸形、胸廓活动度及心肺情况；乳腺检查主要观察乳腺发育情况、是否对称、是否存在畸形，同时进行乳腺触诊检查。

5 脊柱、四肢检查：观察脊柱生理弯曲、活动情况、是否存在畸形及侧弯；四肢发育、活动情况，观察是否存在畸形、水肿及血管曲张。

6 腹部检查：腹部是否有畸形、是否有压痛；肝、胆、脾是否肿大；腹部有无肿块、有无腹壁疝及腹股沟疝存在。

7 肛门检查：包括肛门外观检查、肛门指检、前列腺及肛门镜检查。

8 外生殖器检查：男性体检者包括外观检查，阴茎、阴囊及睾丸、附睾触诊；女性体检者则进行妇科专科检查等。

🩺 关键点

① 检查时动作要轻巧，不要遗漏阳性体征，记录准确。

② 年老体弱、全身健康状况差，特别是有心血管疾病者进行检查时，动作更要轻巧，尽量缩短操作和就诊时间。

③ 所用器械符合医院感染控制要求，注意保护患者隐私。

温馨小·提示

① 不适宜人群：孕妇、新生儿。

② 注意不要摄入过多食物，以免影响检查结果。

③ 由于肛诊可能会带来不适感，所以患者应该积极配合医生的检查。

眼科查体规范及相关结果报告解读

眼科检查的内容包括一般视力检查、外眼及内眼检查，应该注意的是，40 岁以上的人群一般都应进行眼底检查。

问诊

1. 有无眼病史、眼手术史，有无高血压、糖尿病史，是否近视，佩戴眼镜度数，有无眼遗传病史等。
2. 自觉症状：有无视力下降、眼疲劳、异物感等。

体格检查

1. 视力：了解眼近视的深度。
2. 结膜：睑结膜、球结膜是否有炎症、出血、丘疹等。
3. 角膜：注意透明度，有无白斑、溃疡等。
4. 巩膜：注意有无黄疸，脂肪沉着。
5. 视网膜(眼底)：有无变性、出血、萎缩、脱落等。
6. 辨色力：了解有无色盲、色弱等。

🩺 关键点

1. 眼科检查时动作要轻巧，不要遗漏阳性体征，记录准确。
2. 严格查对制度，严谨认真如实填写检测数据(矫正或裸眼)。
3. 年老体弱、全身健康状况差，特别是有心血管疾病者进行检查时，动作更要轻巧，尽量缩短操作和就诊时间。
4. 进行视力检测和色谱检测时，切记掌握时间，避免视觉疲劳，影响检测结果。
5. 所用器械符合医院感染控制要求。

🩺 眼底检查

眼底检查是检查玻璃体、视网膜、脉络膜和视神经疾病的重要方法。通过观察眼底血管的变化，可以反映心、脑等重要器官和组织血管的变化，对高血压、肾病、糖尿病、妊娠毒血症、结节病、某些血液病、中枢神经系统疾病等的早期防治有着十分重要的意义。

适应人群

— 40 岁以上健康人群。

— 具有能引起全身微血管损害疾病者(如高血压、糖尿病、血液系统疾患、肾脏疾患、某些自身免疫及结缔组织疾患等)。

温馨提醒 佩戴隐形眼镜患者应先取下隐形眼镜后，才能做此项检查。

🩺 眼 OCT 检查

眼 OCT 检查是一种新的光学诊断技术，可以对眼透光组织做断层成像。具有高分辨率、成像快速等特点，主要用于观察黄斑和视盘的形态特

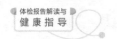

征、视网膜的层间结构、视网膜及其神经纤维层正常厚度变化；观察角膜、虹膜、晶状体等眼前段组织；判断黄斑、水肿、视网膜脱离层次等。

适应人群 凡是眼底后极部有病变的，如玻璃体界面疾病、视网膜和黄斑病变的患者都适合做 OCT 检查。

⚠ 注意事项

◇ 佩戴隐形眼镜患者应先取下隐形眼镜，方能做此项检查。

👩‍⚕️ 眼科常见体检结果解读

▶▶ 老年性黄斑退行性病变 ◀◀

本病多发于老年人，且仅局限于黄斑部。通常是单眼先发病，最终可侵犯双眼。病因是由于中央部脉络膜毛细血管硬化或阻塞所致。主要症状是中心视力日渐减退，视物变形，眼前暗影。

建议

❶ 注意眼手卫生，注意眼部休息，避免用眼疲劳。

❷ 减少辛辣、刺激性食物的摄入，多吃水果蔬菜。

❸ 禁烟、限酒。

❹ 关注视力变化。

❺ 及时专科就诊。

▶▶ 近视眼 ◀◀

在无调节状态下，平行光线进入眼内，经屈光系统屈折后，在视网膜前方形成焦点称为近视。≤ 3D 为轻度近视，> 3D 至 ≤ 6D 为中度近视，> 6D 称高度近视。视力一般裸眼远视力差，近视力好。近视如不戴合适的眼镜易出现视疲劳。中度以上的近视眼往往伴有玻璃体混浊，使眼前出现暗影。多见于小学生和青年人。

① 注意用眼手卫生，合理平衡膳食，多吃富含维生素 A 的食物。

② 读书写字要姿势端正，眼书距离保持 30~35 厘米。连续看书、手机、电脑等 1 小时要休息片刻，并遥望远处。

③ 积极锻炼身体，增强体质。

④ 定期检查视力，及时科学矫正视力。

⑤ 专科就诊。

▶▶ 眼底动脉硬化 ◀◀

眼底 OCT 检查提示双眼底动脉硬化，可能为高血压、高血脂、糖尿病等原因引起的靶器官损害。

① 如确诊为高血压，应积极防治，将血压控制在正常水平。

② 定期检查血脂、血糖，将血脂、血糖控制在正常水平。

③ 注意眼手卫生。

④ 眼科定期复查。

▶▶ 青光眼 ◀◀

是一种以眼压升高为主要特征的常见眼病。青光眼是一种发病迅速、危害性大，因损害视神经、视网膜而致视野缩窄和视力下降，随时导致失明的常见疑难眼病。

① 单眼患青光眼者，应定期检查健侧眼。

② 清淡饮食，控制饮水量，一次不超过 500ml。

③ 不在光线黑暗的环境下工作或学习。

④ 情绪要稳定，生活要规律化，戒烟限酒，保持大便通畅。

⑤ 衣着宽松，保证足够睡眠，睡眠时尽量枕高一些。

⑥ 一旦确诊青光眼，应定期到眼科复诊，坚持按时按量用药，不要擅自停药或改变用药方式。

⑦ 如发现眼球胀痛、头痛、视力下降，及时到眼科就诊。

▶▶ 白内障 ◀◀

主要为晶状体退行性改变，可能与糖尿病、高血压、动脉硬化、遗传因素以及晶状体营养代谢状况有关，随年龄增长，发病率增高。主要表现眼前有固定不动的黑点，无痛性视力减退。

建议

① 日常应避免过度视力疲劳及照射过多的紫外线。

② 少食辛辣、油腻、少糖、富含蛋白质的食物。

③ 多食水果，特别是柑橘类水果、葡萄、柠檬、香蕉等富含维生素的水果。

④ 避免吸烟饮酒，少吃富含动物脂肪的食物。

⑤ 多喝水，每天尽量保证饮水 1500ml。

⑥ 眼科门诊进一步咨询、随访。

耳鼻喉科查体规范及相关结果报告解读

　　耳鼻喉科检查在体检中不可缺少，因其均位于人体较深的特殊的解剖位置，对于这些部位的检查必须借助于特别的器械和光源才能完成。许多人都认为耳鼻喉不易生病，但恰恰相反，这些器官都与外界直接相通，是人体疾病的多发部位，如鼻炎、听力下降、鼻咽癌等。许多早期病变，往往不被人重视，延程治疗，以至于发展到较严重程度。因此，一定不要忽略耳鼻喉科查体，通过体检能及时发现病变部位，可立即给予治疗，防止延误病情。

问诊

1. 询问既往有无耳鼻喉手术史：扁桃体摘除术、鼻中隔矫正术、鼻息肉摘除术、鼻窦开放术、鼻骨骨折复位、中耳炎手术、咽喉部手术等。
2. 询问有无耳鼻喉慢性病史：慢性鼻炎、慢性咽炎、中耳炎、耳鸣等。
3. 询问有无外伤史：鼻外伤、耳外伤、颈部外伤等。

体格检查

1. 耳部：外耳、中耳、听力。

2 鼻部：外鼻、鼻前庭、鼻腔、嗅觉。

3 咽喉部：口咽部、鼻咽部、喉部等。

操作规程

▶▶ 耳部 ◀◀

1 外耳耳廓：外形、大小、位置、对称性、畸形、瘘口、外伤疤痕、红肿、结节、牵拉痛等。

2 外耳道：炎症、疖肿、溢脓、耵聍或异物堵塞等。

3 中耳：观察鼓膜色泽、内陷，是否穿孔，有无溢脓等。

4 听力：根据各种体检标准要求来测听力，如耳语、音叉检查、电测听检查。

▶▶ 鼻部 ◀◀

1 外鼻检查：有无畸形、红肿、压痛、肿瘤、溃疡等。

2 鼻前庭检查：以左手食指及中指按住患者额部，拇指将鼻尖推向后上方，注意鼻毛多少、有无脓痂，皮肤有无红肿、溃烂、皲裂等。

3 鼻腔检查：使用前鼻镜检查，注意呼吸畅通度，鼻腔有无溃疡、异常组织(肿瘤、息肉)，鼻甲大小，黏膜颜色(苍白、淡红、暗红)和湿润度，有无干痂或分泌物(量、质、位置)，中隔有无偏曲(机械性)。

4 嗅觉：必要时检查。

▶▶ 咽喉部 ◀◀

1 口咽部：令受检者张口，在检查咽部以前，用压舌板牵开颊部。观察悬雍垂、软腭、腭弓有无不对称和有无溃疡、麻痹等；扁桃体的大小、活动度、表面颜色、有无白膜，隐窝口有无栓子或脓性分泌物；咽后壁淋巴滤泡是否增生、形状和色泽，咽侧索有无增厚等。其他如充血、分泌物、假膜形成、肿胀、浸润、肿瘤以及异物等，均应随时注意。

② 鼻咽部：使用后鼻镜检查。

③ 喉部：使用间接喉镜检查。

👩‍⚕️ 关键点

① 进行查体时动作要轻巧，不要遗漏阳性体征，询问既往史、家族史等，记录准确。

② 为年老体弱、全身健康状况差，特别是有心血管疾病者进行检查时，动作更要轻巧，尽量缩短操作和就诊时间。

③ 所用器械符合医院感染控制要求。

👨‍⚕️ 耳鼻喉科常见体检结果解读

▶▶ 慢性咽炎 ◀◀

为咽黏膜的慢性炎症，表现为有咽部异物感、干燥、灼热、微痛等。

建议

① 消除各种致病因素，如戒烟限酒、改善工作环境、保持室内空气新鲜，积极治疗与鼻及鼻咽慢性炎性病灶有关的全身性疾病。

② 当有咽干、咽痛时，可选用一些含片，以减轻或解除症状。

③ 吃富含胶原蛋白和弹性蛋白的食物，如猪蹄、猪皮、蹄筋、鱼类、豆类、海产品等，有利于慢性咽炎损伤部位的修复。

④ 多摄入富含 B 族维生素的食物，如动物肝脏、瘦肉、鱼类、新鲜水果、绿色蔬菜、奶类、豆类等，有利于促进损伤咽部的修复，并消除呼吸道黏膜的炎症。

⑤ 少吃或不吃煎炸、辛辣刺激性的食物，如油条、炸糕、辣椒、大蒜、胡椒粉等。

⑥ 慢性咽炎极易反复，尤其常发生在疲劳、受凉、烟酒过

度、进食刺激性食物、气候突变及吸入寒冷空气后，因此应注意清淡饮食，避免劳累感冒。

⑦ 增强体质，提高机体免疫力，预防急性上呼吸道感染。

▶▶ 过敏性鼻炎 ◀◀

发生在鼻黏膜部位的变态反应，有时和支气管哮喘同时存在。发病有显著季节性，是季节性鼻炎的临床特点。患者每到花粉播散季节便开始发病。患者每日喷嚏阵阵，每次常连续数个之多。每日鼻塞，伴有大量水样鼻涕。鼻痒难忍，不得不经常挤眼揉鼻。待花期一过，多数患者不治而愈。

建议

① 对于已明确的过敏源，应尽可能避免接触，例如化学物质、化妆品。花粉症患者，在花粉播散期应减少户外活动。

② 改善居室环境，尽量远离猫狗、花鸟，撤换化纤、羽毛类地毯等，室内通风及减少灰尘。卧室内使用无致敏作用的床单及被褥，并每周用热水清洗床单、枕巾。

③ 加强室外体育锻炼，增强体质，提高人体的抵抗力。

④ 戒烟限酒，减少烟酒对鼻腔黏膜的刺激。

⑤ 科学饮食，多喝水，多吃瓜果、蔬菜，适量补充维生素 A、维生素 B_2、维生素 C，增强黏膜的抵抗力。

⑥ 对有症状明显者：

　清晨洗脸时，用拇指、食指夹住鼻根，用力由上而下连拉几次，刺激按摩可使鼻周围血管充血，改善血液循环，提高鼻子的御寒能力。

　每天早晚用 20℃ 左右的清水清洗鼻腔，这样既可以对鼻腔起到清洁作用，又可以提高鼻腔黏膜对冷的耐受性。

　用杯盛热水，吸入蒸汽以使鼻腔湿润，加强鼻功能。

⑦ 注意休息，加强睡眠。

⑧ 在医生的指导下，应用滴鼻剂。

▶▶ 慢性扁桃体炎 ◀◀

患者常有咽痛，易感冒及急性扁桃体炎发作史。平时自觉症状较少，可有咽部不适、异物感、刺激性咳嗽、口臭或微痛。小儿扁桃体过度肥大，常有呼吸不畅、鼾声、语言含糊及进食缓慢等症状。

建议

1. 日常锻炼身体，增强体质，注意衣着合适，防止感冒。
2. 平时注意口腔卫生，早晚刷牙，饭后漱口，多饮水。
3. 饮食清淡，少吃辛辣刺激性和过冷过热过咸食物，戒烟限酒。
4. 反复发作者应及时就医。

▶▶ 外耳道炎 ◀◀

是外耳道皮肤或腺体发炎导致的炎症，多半是由于感染引发的疾病。部分患者可能是由于掏耳、游泳污水引发的。

建议

1. 应戒除挖耳的不良习惯。
2. 保持外耳道清洁干燥，在洗头、游泳之前可以用特制的橡皮塞或干净的棉球涂上油膏堵塞外耳道。
3. 要及时正确地清除外耳道耵聍或异物。
4. 在医生的指导下，采用消炎、抗感染的药物治疗。

口腔科查体规范及相关
结果报告解读

经过口腔科检查不仅能发现有关的缺陷与疾患，也可以查出与全身系统有关的疾病。有些口腔疾病可以作为感染病灶，引起邻近血管或身体其他重要脏器的病变，因此定期进行口腔检查，了解口腔及全身健康状况，对于有关疾病早期发现、早期诊断和早期治疗有重要意义。提醒大家注意的是，口腔应该至少每半年检查1次。

问诊

询问病史，有无口腔疾病症状(如牙龈出血、牙垢、龋齿等)，全身性疾病在口腔的表征(如血液系统疾病、代谢性疾病等)。

体格检查

口腔科检查项目包括口唇、口腔黏膜、牙齿、牙周、颞颌关节、舌、腮腺等。

操作流程

① 唇：颜色、外观等。

② 牙：有无缺失、损坏、假牙、蛀牙。

③ 牙周：有无发炎、出血、溃疡、萎缩等。

④ 腺体：有无发炎。

⑤ 口腔黏膜：有无发炎、出血、溃疡、白斑等。

⑥ 舌：观察舌质、舌苔。

关键点

❶ 口腔检查时动作要轻巧，不要遗漏阳性体征，记录准确。

❷ 年老体弱、全身健康状况差，特别是有心血管疾病者进行检查时，动作更要轻巧，尽量缩短操作和就诊时间。

❸ 所用器械符合医院感染控制要求，注意保护就诊者隐私。

口腔科常见体检结果解读

▶▶ **龋病** ◀◀

龋病是一种危害人类健康最普遍的口腔疾病，是指在多种致病因素影响下，牙体硬组织发生的慢性、进行性破坏。其发病率可高达 90%，世界卫生组织把癌症、心血管疾病和龋病列为危害人类健康的三大疾病。由于龋病的发病过程缓慢，患者很难发现它的存在和危害，从而经常忽视对它的早期治疗。龋病如不及时治疗，可向牙体深部发展从而引起牙髓炎、根尖周围炎、颌骨炎症等。

建议

❶ 饭后刷牙或者漱口，睡觉前不再吃任何水果或食物。

❷ 多吃含高膳食纤维的食物，避免过酸、过咸、过冷、过热、过硬和辛辣刺激性食物。

❸ 合理补充钙磷、维生素 A、维生素 D、无机盐等，这有利于牙齿发育，提高抗龋齿能力。

❹ 每年进行两次定期口腔体查，早发现、早预防、早治疗。

▶▶ 牙周病 ◀◀

是一种常见病和多发病，随着年龄的增长，牙周病的患病概率逐年增高。世界卫生组织已将牙周组织的健康列为人类健康的十项标准之一，牙周状况以及与此相关的牙齿保存数量也是评价口腔健康的重要指标。

建议

① 选用刷头小的保健牙刷。

② 学会正确的刷牙方法，采用立刷法，不要横刷，饭后刷牙。

③ 多吃维生素A、维生素D、维生素C及钙磷丰富的食物，如新鲜蔬菜、水果、鸡蛋等；不吸烟、不饮酒、不单侧咀嚼。

④ 建议每年做一次洁牙治疗。

⑤ 可用叩齿或舌头舔牙龈来按摩牙周组织和牙龈，起到保护牙周作用。

▶▶ 牙龈炎 ◀◀

牙龈是附着于牙颈和牙槽突部分的黏膜组织，含有丰富的血管，对牙齿起保护作用。食物和碎屑很容易嵌塞在牙缝和龈袋内；唾液中的钙盐也就很容易在此沉积，多种厌氧菌会大量繁殖，形成的斑块如果没有得到彻底清除，就会形成牙垢或牙石，并紧贴在牙颈部的牙面上(特别是内侧)，甚至延展至龈下。牙龈受多种(理化、生物)不良刺激，会出现红、肿、溃烂、出血等症状，形成牙龈炎。本病病程可持续多年。

建议

① 经常用淡盐水漱口，戒除烟酒，生活起居有规律。

② 保持口腔清洁，无异物，清淡饮食，多吃水果蔬菜。

③ 饭菜温度要合适，不吃辛辣刺激、过冷、过热、过咸食品。

④ 保持大便通畅；妇女经期前后要注意休息，保持心情愉快，避免过度疲劳。

▶▶ 口腔溃疡 ◀◀

口腔溃疡，又称为"口疮"，是发生在口腔黏膜上的表浅性溃疡，大小可从米粒至黄豆大小、成圆形或卵圆形，溃疡面为凹形、周围充血。可能是因局部创伤，精神紧张，食物、药物、激素水平改变，维生素或微量元素缺乏所致。溃疡具有周期性、复发性及自限性等特点。

建议

① 去除引发的病因，在医生指导下，对症用药，并保持平和心态。

② 多食含锌、维生素 B_1、维生素 B_2、维生素 C 的食物，以促进创面愈合，比如牡蛎、动物肝脏、瘦肉、蛋类、花生、核桃、新鲜蔬菜和水果等。

③ 忌食辛辣刺激性食物，避免过多食用酸、碱、辣、咸或烤、炸的食物；忌用烟、酒、咖啡及刺激性饮料。

④ 多喝温开水，尽可能避免刺激；饮食要软、易消化，重者可给予半流质饮食。

⑤ 注意长期久治不愈的溃疡，要及时就医，以免癌变发生。

▶▶ 牙龈出血 ◀◀

由于日常没有经常彻底清除堆积在牙缝和龈袋中的食物碎屑和钙质，导致牙垢、牙石，反复刺激会使牙龈发炎，造成出血和不适。刷牙漱口是清除这些病因最有效的方法。

建议

① 早晚有效地刷牙，饭后漱口。

② 注意加强营养，多吃水果，补充维生素 C，经常漱口，防止口臭及牙斑结石形成。

③ 及时到医院弄清楚出血原因，由牙周炎、牙龈炎引起的出血需要到口腔科进行治疗。

④ 加强口腔卫生，如全身疾病引起牙龈出血应及早到内科进行检查。

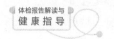

▶▶ 牙髓炎 ◀◀

是牙髓受到外界刺激影响时，出现的自发性、冷热刺激性疼痛，通常伴有局部牙齿的缺损或龋坏，需及时到口腔科进行治疗。

建议

① 保持口腔清洁，早晚刷牙，饭后漱口，不吸烟，不饮酒。

② 定期清除牙石，保持牙清洁、光滑，不附着食物残渣。

③ 定期查体，及时治疗龋病、楔状缺损等。

👩‍⚕️ 口腔科常见症状

▶▶ 磨牙症 ◀◀

是指睡眠时有习惯性磨牙或白昼也有无意识磨牙习惯，随时间一点一点加重，是一种长期的恶性循环疾病。

▶▶ 口臭 ◀◀

是从人口中散发出来的令别人厌烦、使自己尴尬的难闻口气。它会使人(尤其是年轻人)不敢与之近距离交往，从而使患者产生自卑心理，影响正常的人际、情感交流，令人十分苦恼。

👨‍⚕️ 如何保护我们的牙齿

清晨起床就刷牙，晚上刷牙后还吃东西，对吗

应该是饭后而不是饭前刷牙，刷牙是为了清洁留在口腔内的食物残渣，应该早晚两次或早中晚三次，实在有困难者至少要做到饭后漱口，睡前刷牙，并不再吃任何东西。

用劲刷牙就能把牙垢刷干净吗

太用劲再加上不正确的刷牙方法或劣质刷毛会对牙齿软硬组织造成伤害，比如楔缺或牙龈出血等，因此刷牙的力度要适宜。

怎样选择牙刷

我们应该根据每个人的口腔情况选择不同的牙刷。最好是在医生的建议下，选择适合自己牙齿状况的牙刷。

①牙周病患者应该选择刷毛较长较软的牙刷，配合短横刷法可以更好地按摩牙龈并清洁龈沟。

②易龋患者就应该选择刷毛中硬、平头的牙刷，配合竖转动法刷牙。

③有长智齿的人群就应该选择较小刷头的牙刷甚至儿童牙刷，才能刷到最里面的牙。不同时期的人应该有不同的牙刷，婴儿、儿童、老年人、孕产妇、正畸患者、种植患者用的牙刷都应该不一样，最好是听取牙医给出的建议。

长期只用一个品牌的牙膏可以吗

建议经常更换牙膏品牌。因为牙膏中会有一些成分能抑制或消灭口腔内的某些微生物，长期使用一种牙膏容易导致菌群失调或破坏口腔微环境。

多长时间换一次牙刷

平时摆放牙刷要刷头向上放在通风处，最好定期用紫外线消毒，用两个月要更换。若发现刷毛弯曲应该随时更换。

刷牙用冷水，效果更好吗

研究表明，让牙最舒服的水温是 30~36℃，太冷或太热都会刺激牙神经导致牙齿敏感，所以刷牙应该用温水。

如何正确刷牙

正确的刷牙方式应该是用短横刷法(又称水平颤动法)或竖转动法，也可以两种方法结合。每颗牙三个面，每个面至少刷 3~5 次，总时间为 2~3 分钟，才能将牙刷干净。

妇科查体规范及相关结果报告解读

随着人们生活水平的提高，生活方式的改变，女性肿瘤出现了明显的年轻化趋势，且在已婚女性的妇检中，50%~60% 的人患有不同程度的阴道炎和宫颈炎，如果不及时诊断治疗，由宫颈炎病变为宫颈癌的概率是正常人的 7 倍。宫颈癌从早期的炎症发展到恶性的癌变需要 6~8 年的时间，运用科学手段可以把癌变筛查出来，早期宫颈癌的治愈率可达 100%。因此，凡是有过性经历的女性，都应每年进行一次妇科检查，妇科常规体检应该在当月月经结束后的 3~7 天内进行，以保证阴道分泌物不会干扰检查结果。

问诊

1. 初次月经的时间；经血量较少、适中还是较多；颜色如何。
2. 每次月经持续时间。
3. 有无痛经，经常还是偶尔。
4. 两次月经之间的间隔时间。
5. 末次月经具体时间。
6. 采取怎样的避孕措施，是否怀过孕，有没有做过人工流产及产次。

体格检查

妇科检查包括妇科常规检查和相关辅助检查，常规检查包括对外阴、阴道、宫颈、子宫的大小、形态、位置以及输卵管、卵巢的检查；相关辅助检查包括白带常规、宫颈刮片、阴道超声、阴道镜检等。

操作流程

常规
检查

1 外阴部检查

正常外阴阴毛呈尖端向下，三角形分布，大阴唇色素沉着，小阴唇微红，会阴部无溃疡、皮炎、赘生物及色素减退，阴蒂长度＜2.5厘米，尿道口周围黏膜呈淡粉色，无赘生物。已婚妇女处女膜有陈旧性裂痕，产妇处女膜及会阴处均有陈旧性裂痕或会阴部可有刀切伤痕。检查时医生会嘱咐患者向下屏气，观察有无阴道前后壁膨出、子宫脱垂或尿失禁等。

2 阴道检查

阴道壁黏膜色泽淡粉，有皱襞，无溃疡、赘生物、囊肿、阴道隔及双阴道等先天畸形。正常阴道分泌物呈蛋清样或白色糊状，无腥臭味，量少，但于排卵期及妊娠期增多。如有异常，患者会出现相应临床症状，即局部瘙痒、烧灼感等，医生会详细记录，并予以化验。

3 宫颈检查

正常宫颈周边隆起，中间有孔。未生育者呈圆形，已生育者呈"一"字形、质韧、肉红色、表面光滑。如检查时正常，指的是光滑、质中、无痒痛等。如发现异常，则会详细描述糜烂的分度（轻、中、重），宫颈肥大的程度，以及赘生物的大小、位置等。

4 子宫及附件检查

正常子宫呈倒梨形，长7~8厘米、宽4~5厘米、厚2~3厘米，多数呈前倾前屈位，质地中等硬度，活动度好。卵巢及输卵管合称"附件"。正常卵巢偶可扩及致 3cm×2cm×1cm 大小，可活动，触之略有酸胀感。正常输卵管不能触及。若为"中位"或"后位"子宫，如临床无明显症状，亦无大碍。

辅助检查

1 白带常规的检查

包括霉菌、滴虫、阴道清洁度及细菌性阴道病检查。

2 宫颈刮片检查

宫颈刮片是目前广泛筛查子宫颈癌最简便有效的诊断方法。TCT 是较宫颈刮片防癌普查更精确的方法，是用来检查宫颈癌的一种细胞学检查，能在第一时间发现宫颈癌。所有有性生活的女性应每年查一次。

3 HPV 检查

HPV 是人类乳头瘤病毒的缩写，是引发宫颈癌的主要原因（必要条件但非充分条件）。在我国，每年新增宫颈癌患者 13 万多人，而且发病呈年轻化趋势。专家建议女性每年进行健康体检时最好检查一次子宫颈细胞涂片和乳头瘤病毒，可有效降低患宫颈癌的风险。

HPV 检测操作比较简单方便，无须使用阴道窥器，只需受检者采用阴道拭子取阴道分泌物作为标本，取材方便，易于检查，便于在临床中及对高危人群大范围推广。HPV 检测可单独使用，也可与细胞学方法联合使用，对子宫颈癌进行初筛，可有效减少细胞学检查假阴性结果。

4 阴道 B 超检查

阴道 B 超能发现子宫肌瘤、子宫内膜癌、卵巢肿瘤、输卵管积水等，同时对宫外孕、早孕、盆腔肿块、炎症等都有诊断价值。

5 阴道镜检查

能发现阴道里是否有特别的突起和病变，同时可对经过宫颈 TCT 检查的人做进一步深入检查。如果发现宫颈癌前变或严重的宫颈糜烂，医生会在阴道镜下进行手术。所以，阴道镜检查类似一个小手术，检查后最好卧床休息，等待进一步的检查结果。

妇检适应人群

1 健康体检者

2 考虑有妇科疾病者

👤 关键点

1 女性检查时应避开月经期，检查时动作要轻巧，不要遗漏阳性体征，记录准确。

2 年老体弱、全身健康状况差，特别是有心血管疾病者进行检查时，动作更要轻巧，尽量缩短操作和就诊时间。

3 所用器械符合医院感染控制要求。

4 未婚者本人要求做妇检时，应由本人签署同意并签名。

温馨小提示

1 检查前三天阴道不要用药或冲洗；避免经期采样影响检测结果。

2 检查当天请勿穿长筒袜，以免穿脱不便。

3 未婚女性不能做妇检，本人要求做此项检查者，必须本人签署知情同意书。

4 选择做阴超的女性，一定要先做妇检再做阴超，以免润滑剂等会覆盖异常细胞，从而影响检查结果。

妇科体检报告解读

▶▶ 白带异常 ◀◀

检测方法和意义 检查自外向内顺序进行，首先通过视诊检查外阴、尿道、尿道旁腺及前庭大腺情况，其次通过阴道窥器观察阴道壁及宫颈。

白带异常是妇科疾病中最常见的症状，指女性阴道分泌物的异常。白带是由宫颈腺体、子宫内膜、前庭大腺分泌物及阴道黏膜的渗出物组成的，正常白带呈稀糊状，透明或白色，无气味，pH ≤ 4.5，其量及性状随月经周期稍有变化。当白带的色、质、量等方面发生异常改变时，称为白带异常。白带异常是女性生殖系统炎症、肿瘤的主要病征之一，且不同的疾病会引起不同的白带异常表现。

指标分析 化验时常用 pH 来表示酸碱度，检测值对诊断有一定价值。正常阴道排液的 pH 为 4.5，滴虫及细菌性阴道病排液 pH 上升。体检报告中的"＋"和"－"是代表着"阳性"和"阴性"。如若观察到了滴虫或霉菌，不论其数量多少均用"＋"来表示。但"＋"只说明感染了滴虫或霉菌，并不说明其感染的严重程度。清洁度则会用 Ⅰ、Ⅱ、Ⅲ、Ⅳ 来表示。Ⅰ～Ⅱ度属于正常，Ⅲ～Ⅳ度为异常，表示有阴道炎症。

建议

① 每年至少做一次全面的妇科体检。无论出现何种情况的白带异常或其他不适，都应立即去医院诊治。

② 尽量少穿紧身裤，少用或者勤更换卫生护垫。

③ 每天晚上要用清水洗净外阴，更换内裤。

④ 最好不要用各种药液清洗阴道，以免破坏阴道的内环境，导致阴道炎。

⑤ 一定要在医生指导下用药，否则可能加重病情。

⑥ 要经常锻炼身体，增强体质。

⑦ 保证充足的睡眠，多食富含维生素的食品。

⑧ 学会调节自己的情绪，心情愉快时免疫力会增强。

▶▶ 宫颈刮片结果异常（TCT）◀◀

检测方法和意义 宫颈刮片的主要目的是为了筛查宫颈癌及癌前病变。目前主要是液基细胞学检查，是采用液基薄层细胞检测系统来检测宫颈细胞并进行细胞学分类诊断，它是目前国际上较先进的一种应用于妇女宫颈癌筛查的细胞学检查技术，宫颈防癌细胞学检查对宫颈癌细胞的检出率为100%，同时还能发现部分癌前病变、微生物感染(如霉菌、滴虫、病毒、衣原体等)。

指标分析 报告方式采用国际通行的(The Bethesda System)分类标准，主要有以下几个分类。

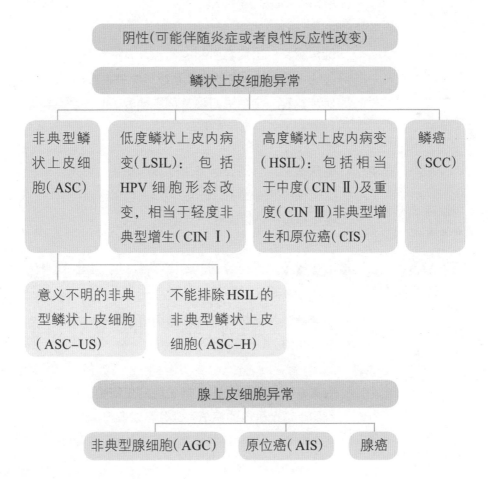

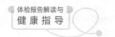

报告结果解读

炎症 宫颈癌 危险程度 ★	**临床意义** 人体宫颈本是一个有菌的环境，当环境发生改变时会影响宫颈细胞而发生异常改变，多数情况下这属于正常现象。 **医生建议** 医师通常依据炎症程度会进行相应治疗以减轻炎症的症状。
滴虫、霉菌、疱疹病毒感染 宫颈癌 危险程度 ★★	**临床意义** 正常人群中常见的感染性疾病。 **医生建议** 通常是根据微生物感染的种类进行相应的治疗，以缓解症状。
HPV 感染、人乳头瘤病毒感染 宫颈癌 危险程度 ★★★	**临床意义** 由病毒引起的感染，尚没有有效的治疗方法，但人体本身的免疫系统可能将病毒排除。 **医生建议** 定期进行液基细胞检查，30 岁后感染此病毒与患宫颈癌关系密切。
不明确意义的非典型鳞状上皮细胞 宫颈癌 危险程度 ★★★	**临床意义** 宫颈细胞发生轻微的变化，但是综合个人以往的健康情况，通常不足以达到低度病变。 **医生建议** 建议 3~6 个月复查。
非典型鳞状上皮细胞不排除高度鳞状上皮内病变 宫颈癌 危险程度 ★★★★	**临床意义** 可能有癌前病变，但是异常细胞程度不能确切诊断。 **医生建议** 通常建议立即做阴道镜检查，以进一步明确病情。
低度鳞状上皮内病变 宫颈癌 危险程度 ★★★★★	**临床意义** 发现一些可疑癌前病变细胞，但不是癌细胞，这个阶段的病情有部分可以自行消退。 **医生建议** 建议 3~6 个月复查或立即做阴道镜检查。

高度鳞状上皮内病变
宫颈癌 危险程度
★ ★ ★ ★ ★

临床意义 有可疑癌前病变细胞，如不进一步明确诊断，采取相应措施，发展成癌的可能性较大。

医生建议 立即做阴道镜检查。

非典型鳞状细胞
宫颈癌 危险程度
★ ★ ★ ★ ★

临床意义 宫颈管细胞发生了一些变化，提示极有可能是癌前病变。

医生建议 通常建议进行阴道镜检查并取宫颈管的组织做明确诊断。

⚠ **注意事项**

◇ 避开月经期。

◇ 检查前 3 天局部不用外用药物。

◇ 检查当天勿穿长筒袜，以免穿脱不方便。

◇ 如检查当天需做阴超者，应先做妇科检查，后做阴超，以免滑润剂影响取样。

◇ 切记按照医师建议进行后续随访。

▶▶ 宫颈糜烂的轻、中、重度 ◀◀

宫颈糜烂是妇科体检报告中最常提到的词汇，根据"糜烂"面的大小，体检报告上常缩写为"轻糜、中糜和重糜"。

轻度宫颈糜烂面积小于整个宫颈面积的 1/3。

中度宫颈糜烂面积小于整个宫颈面积的 2/3。

重度宫颈糜烂面积小于整个宫颈面积的 2/3 以上。

一般来说，轻度的宫颈糜烂不是病，也不需要治疗。中度或重度糜烂说明合并感染，会伴有白带增多，白带性状的变化，甚至出现脓性、血性白带，接触性出血(即性交出血)等，可以表现为急、慢性宫颈炎，应及时就医，进行治疗。

▶▶ HPV 阳性 ◀◀

检测意义 HPV 感染阳性并非一定会得宫颈癌。筛查 HPV 结果为阳性，只需要定期随访，身体也会自动清除 HPV 病毒。只有持续超过两年以上感染同一种高危亚型的 HPV 才会有危险，若是 16/18 亚型的持续感染，医生才会建议进行阴道镜检查。其他亚型感染，若是宫颈刮片（TCT）结果正常，就不需要进一步治疗。但需密切动态观察 TCT，以防发生严重病变。若是宫颈刮片（TCT）结果异常，则高度怀疑癌前病变或者原位癌，应立即做进一步诊断，以免延误病情。

⚠ 注意事项

◇ 检查前三天阴道不要用药或冲洗；避免经期采样影响检测结果。

◇ 检查当天请勿穿长筒袜，以免穿脱不便。

▶▶ 附件上有"实质性包块" ◀◀

卵巢上的囊肿很多属于生理性囊肿，若囊肿一直持续存在才会考虑是否为病理性囊肿。但卵巢上若是发现有实质性包块则通常是肿瘤方面的问题，往往需要及时到专科就诊并确定进一步诊疗方案。

▶▶ 子宫有"异常回声" ◀◀

超声发现子宫上低回声，往往提示是子宫肌瘤的问题。子宫肌瘤是女性常见的疾病，有 30% 左右的女性患有子宫肌瘤，一般情况下在绝经以后会萎缩，所以若是没有症状的子宫肌瘤，往往不需要手术治疗。若是有生育要求，则需要医生认真评估后，再决定如何治疗。

▶▶ 宫颈上有"宫颈囊肿" ◀◀

这在妇科体检中很常出现，其往往是宫颈纳氏囊肿的表现，这是因为宫颈的腺体开口被堵住造成的，本身对身体不会有什么伤害，也不需要做进一步处理。

▶▶ 腹腔里有"盆腔积液" ◀◀

超声波上发现少量盆腔积液通常不需要进行任何干预，只有存在大量的盆腔积液时才需寻找病因进行治疗。

🧍 最常见的"妇科病"

▶▶ 阴道炎 ◀◀

约有 75% 的女性一生中至少患过一次阴道炎，其中一半左右会反复发作。阴道炎如果长期拖着不治，细菌、病毒、病原微生物等会顺着生殖道"入侵"子宫、输卵管和盆腔，导致慢性炎症等，甚至会造成宫外孕和不孕症。

阴道有自净作用，因此不要经常自行冲洗阴道或者滥用清洁剂清洗，用清水清洗就可以，尽量不用盆浴，以免逆行感染。阴道炎容易反复发作，所以一定要遵照医生的方案进行治疗，不可自行用药或得病不治。因其可能通过性生活进行传播，所以有的情况下需要夫妻同治。

▶▶ 宫颈糜烂 ◀◀

很多女性一听到"糜烂"就十分紧张，其实宫颈糜烂并不是真正意义上的炎症，这只是女性体内雌激素影响宫颈的一种表现，而非病变。真正的宫颈糜烂是宫颈上皮脱落、溃疡，发生概率很小，只有当宫颈发生急性炎症时，表皮破坏、充血、水肿才能真正称为真性糜烂。所以临床确认的宫颈糜烂多半是假性糜烂，无须治疗。

报告提示中、重度宫颈糜烂，医生会建议行宫颈 TCT 检测，以排除宫颈癌及其前期病变。如果经 TCT 检查正常，只需要进行定期复查，如需治疗也应在专科医生的指导下进行。

▶▶ 阴道或外阴瘙痒 ◀◀

引起的原因 慢性局部的刺激，外阴、阴道、宫颈炎症的异常分泌物的刺激；外阴不清洁及紧身化纤内裤、卫生巾等致通透不良；外阴寄生虫病等；各种外阴皮肤病和外阴肿瘤等；全身性疾病的外阴局部症状，如糖尿病、尿毒症、维生素缺乏等。

建议

① 经常保持外阴部的清洁、干燥，不穿化纤内裤。消除刺激来源，避免用手或器械搔抓患处。

② 急性期应避免性生活，适当休息。

③ 切记不要用热水、肥皂及其他刺激物清洗外阴，使用错误洗液可使外阴的菌群失调、局部发炎，使瘙痒更重，甚至引起肛周炎、膀胱炎、逆行性肾盂肾炎等。

④ 在医生的指导下用药治疗。

温馨提醒
　　平日大小便或性交之后，用清水冲洗外阴即可，切勿将水逆行冲入肛门或阴道内，以免影响机体的自洁作用。

▶▶ 月经不调 ◀◀

月经不调也称月经失调，是一种常见的妇科病，表现为月经周期或出血量的异常，或是月经前、经期时的腹痛及全身症状。

病因可能是器质性病变或是功能失常。许多全身性疾病如血液病、高血压、肝病、内分泌病、流产、宫外孕、葡萄胎、生殖道感染、肿瘤(如卵巢肿瘤、子宫肌瘤)等均可引起月经失调。神经过度紧张、过度疲劳、病毒感染、气候变化都会引起暂时性卵巢机能障碍，造成月经不调。

建议

① 掌握妇科卫生保健知识。

② 消除经前紧张情绪。

③ 注意经期及性生活卫生，防止经期上行感染，积极预防和治疗可能引起经血滞留的疾病。

④ 经期应注意保暖，忌寒、潮居住环境。

⑤ 注意休息，减少疲劳，加强营养，增强体质。

⑥ 保持心情愉快，平时要防止房劳过度，经期绝对禁止性生活。

⑦ 经期要注意饮食调理，经前和经期忌食生冷寒凉之品，以免寒冷刺激使痛经加重或月经量增多。

⑧ 月经量特别多时应及时就医，在医生的指导下进行治疗和调理。

▶▶ 痛经 ◀◀

痛经为最常见的妇科症状之一，指行经前后或月经期出现下腹部疼痛、坠胀，伴有腰酸或其他不适，症状严重者会影响生活质量。

建议

① 原发性痛经推荐喝生姜红糖水，腹部保暖。

② 经期注意保暖，避免涉水、淋雨、受凉。

③ 不要吃生冷辛辣等刺激性食物，宜吃富有营养易吸收的食物。

④ 保持精神愉快，心情舒畅，不要过度劳累。

⑤ 持续痛经，需要进一步检查是否存在内膜异位等情况。

▶▶ 月经过多 ◀◀

正常的月经出血量应为 20~60 毫升，超过 80 毫升为月经过多。以卫生巾的用量大概估计，正常的用量是平均一天换四五次，每个周期不超过两包(每包 10 片计)。假如用 3 包卫生巾还不够，而且差不多每片卫生巾都是湿透的，就属于经量过多。

男科查体规范及相关结果报告解读

一般检查

包括内科、外科、血常规、尿常规、前列腺、泌尿系统、TCT 等检查。

细菌学检查 有助于诊断和治疗，阳性结果即可诊断为细菌性慢性前列腺炎。

直肠指检 是前列腺的常规检查，主要是为了解前列腺的大小形态、表面是否光滑、有无结节与压痛等。

免疫测定 应用特异性抗原凝集试验，有 82% 慢性大肠杆菌性前列腺炎患者血清中的大肠杆菌抗体升高，而只患有大肠杆菌性尿道炎患者和正常人血清中的大肠杆菌抗体都较低。

男性盆腔超声(彩色) 检查男性盆腔器官前列腺、膀胱等结构及形态是否正常。

泌尿系统超声检查 检查肾脏、输尿管、膀胱等结构及形态是否正常，有无肾结石、肾积水、肾结核、输尿管结石、膀胱结石、肿瘤及占位性病变等。

男性 TCT 检测 是针对尿液脱落癌细胞检查，通过一系列的检查可以发现早期膀胱肿瘤、前列腺及泌尿系统疾病。

精液常规　利用精子计数器计算，正常的精子浓度每毫升至少二千万只以上。精子活动力一般分为四级，3 级（a 级）为快速前进；2 级（b 级）表示精子缓慢或呆滞向前移动，缓慢运动；1 级（c 级）表示精子非向前运动，原地运动；0 级（d 级）表示精子不能活动，不运动。正常时，3 级（a 级）精子大于等于 25%；或 3 级（a 级）与 2 级（b 级）精子之和大于等于 50%。

性激素检测　主要是了解男女之间的生理是否正常。

⚠ **注意事项**

◇ 提前一周向医生咨询最近服用的一些药物，特别是增强性功能的药物是否需要停服。

◇ 检查前一天晚上洗澡、换洁净的内衣。

◇ 禁止性生活 3 天以上，不要饮酒。

◇ 多饮水、不排尿以充胀膀胱。

◇ 如有炎症应先治疗，然后再做 TCT 检查，以免影响诊断结果。

🧑‍⚕️ 常见的男科疾病

▶▶ 前列腺疾病 ◀◀

是男科最常见的疾病类型，发病率较高但较容易检查、诊断。除了常见的前列腺炎、前列腺增生，前列腺癌的发病率也在升高。前列腺炎临床表现主要为尿频、尿急、尿痛、排尿困难、会阴部胀痛、尿后滴白；前列腺增生则会加重尿频、排尿困难。因此，男性除了应该每年做一次前列腺 B 超外，还建议 30 岁以上的男性每年查一次前列腺特异性抗原，这是诊断前列腺癌的黄金标准之一。

▶▶ 男性性功能障碍疾病 ◀◀

包括阳痿、早泄、遗精、不射精症、阴茎异常勃起等。早泄是指射精发生在进入阴道之前、正当进入阴道时或进入阴道后活动不足 1 分钟。阳痿是由于男子阴茎勃起的机制障碍，性生活时不能勃起或勃起硬度不够，不能与女子性交的一种疾病，分心理性和器质性两类。遗精是非性活动精液外泄的一种疾病，成年人无性生活，月 1~2 次属正常现象，只有梦遗过频或醒时精液外溢，且有头晕、精神萎靡、腰酸腿软、失眠等症状时才属病态。阴茎异常勃起是指在非刺激条件下引起的阴茎持续勃起，或性高潮后也不疲软，这种状态持续时间超过 6 小时，常伴有疼痛。不射精症是男子在性生活中可正常勃起且能维持足够时间，但不能在阴道内射精。

▶▶ 男性不育 ◀◀

是指育龄男女同居两年以上，性生活正常，未采取避孕措施，女方未生育，责任在男方。主要原因有精子产生障碍、先天性疾病、生殖性疾病、精液异常等。

▶▶ 男性附属器官疾病 ◀◀

包括睾丸炎、附睾炎、睾丸稍膜积液、精囊炎、精索静脉曲张、尿道炎、包茎、龟头炎等。附睾炎是指病菌侵入附睾而引起的炎症，临床表现以附睾肿大、疼痛，并向同侧腹股沟放射为特点；常伴有恶寒、发热、头痛、头晕，或表现为阴囊内坠胀、酸痛，附睾有结节。精囊炎多发病于 20~30 岁，主要表现为血精，中医学称之为"血精症"。精索内蔓转静脉丛的扩张、伸长和迂曲称为精索静脉曲张，这种病可以引起睾丸、附睾形态的改变和功能障碍，影响精液质量，是男性不育的重要原因，常见症状为阴囊坠胀、不适、睾丸隐痛，站立行走症状加重，平卧症状消失。

👩‍⚕️ 健康建议

▶▶ 前列腺增生症 ◀◀

前列腺增生症（BPH），也称前列腺肥大，是老年男子常见疾病之一，为前列腺的一种良性病变，其发病原因与人体内雄激素与雌激素的平衡失调有关。

① 正确认识前列腺增生，出现排尿困难、尿频等症状时应及时就医，尽早治疗。

② 加强自我监测，定期检测前列腺超声和肿瘤标志物，了解病情进展。

③ 饮食宜清淡、忌烟酒及辛辣食品；烟酒及辛辣食品均可对前列腺造成不良刺激。

④ 进食易消化、含纤维素多的食物，如蔬菜和水果，或服一些缓泻药物，预防便秘，避免用力排便引起继发性出血。

▶▶ 慢性前列腺炎 ◀◀

① 勿久坐，坐 1 小时后应起身活动数分钟；勿过食辛辣、生冷食物。

② 正常饮水量约为 1500 毫升，视出汗多少可适量增加，勿过量或过少饮水；睡前 1.5 小时内饮水量一般不要超过 200 毫升。

③ 保持正常的排精频率，勿纵欲；但也不可禁欲，保证性腺适当的排空频率，有助于炎症的消散。

④ 一般来说不可憋尿，但慢性前列腺炎患者也不可频繁排尿，应养成良好的排尿习惯。

⑤ 注意避免会阴部、小腹部受寒凉等刺激。

▶▶ 孕育时期 ◀◀

① 不要食用咖啡、可乐及其他碳酸饮料；不要食用苦瓜、芹菜、茨菇等。

② 尽量避免睾丸长期处于高温下，如洗桑拿、热水坐浴等；尽

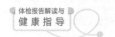
量远离电磁辐射、油漆等。

③ 忌烟酒,不可过量饮用浓茶、决明子茶等。

④ 保持心情愉快,保证良好睡眠,不要熬夜。

▶▶ 慢性附睾炎 ◀◀

建
议

① 慢性附睾炎常反复发作,因饮酒、劳累、饮食辛辣而发作尤多,平时应予注意。

② 慢性附睾炎患者常因局部受寒凉刺激后而发作,故平时应避免坐石凳、凉凳等。

▶▶ 性功能保健 ◀◀

建
议

① 保持良好的情绪和夫妻感情是保证良好性功能的基础。

② 要保证足够的睡眠和休息。

③ 适度和谐的性生活。

④ 养成睡前用温水洗澡的习惯,沐浴能够放松精神,有助于睡眠。

⑤ 尽量不穿紧身三角短裤,也不宜长时间穿牛仔裤。

⑥ 饮食要适量,少食高脂肪、高胆固醇、高糖、高盐、辛辣刺激的食物,多补充必需的微量元素(例如锌、铁、硒等),应戒烟。

⑦ 及时治疗男性疾病,如附睾、精索、前列腺等疾病。

DR 检查及相关结果报告解读

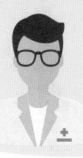

DR 检查主要用于胸部、颈部、腰部的检查。

▶▶ 胸部正侧位片 ◀◀

能够观察肺部、胸膜、纵隔及心脏、大血管病变，发现某些心脏病与肺部疾病。

▶▶ 颈椎正侧位片 ◀◀

查颈椎的骨质变化及其生理曲度，发现颈椎疾病。

▶▶ 腰椎正侧位片 ◀◀

查腰椎骨质与椎间盘的情况，发现腰椎疾病。

温馨小·提示

❶ 婴幼儿、孕妇、备孕者禁做此检查，必要时应做好防护。

❷ 除检查者外，其他人员不宜在检查室内久留。

❸ 检查者胸口口袋内勿放硬币、手机；颈部除去项链等饰品；女性应脱去带金属托的内衣及有子母扣的衣裙。

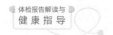
常见体检报告解读

▶▶ 肺部 ◀◀

1 提示肺门影增大

建议

可能为肺门部的炎症，也可能为结核或其他占位性病变。结合临床行胸部 CT 扫描并到专科进一步诊治。

2 提示主动脉硬化

主动脉粥样硬化常与高血压、血脂紊乱、糖尿病、肥胖、吸烟、饮酒、运动不足以及年龄等因素密切相关，多见于中老年人。主动脉硬化最主要的后果是可能形成主动脉瘤，还可能同时合并有全身重要脏器(心、脑、肾)的动脉粥样硬化。

建议

① 定期监测血压、血脂、血糖等指标，并使这些指标保持在正常水平，定期检查心、脑、肾等重要脏器的功能。

② 调节饮食结构，限制脂类的摄入，清淡饮食，改变不良生活习惯(不吸烟、不喝酒)。

③ 根据自身情况进行合适的体育活动，肥胖者宜减轻体重。

④ 无禁忌证者在医生的指导下，长期应用抗血小板凝聚药。

3 提示肺结核

结核病是由结核杆菌引起的慢性传染病，可累及全身多个器官，但以肺结核最为常见。本病病理特点是结核结节和干酪样坏死，易形成空洞。临床上多呈慢性过程，少数可急起发病。常有低热、乏力等全身症状和咳嗽、咯血等呼吸系统表现。结核俗称"痨病"，是结核杆菌侵入体内引起的感染，是一种慢性和缓发的传染病。一年四季都可以发病，15~35 岁是结核病的高发年龄，潜伏期为 4~8 周，其中 80% 发生在肺部，其他部位 (颈淋巴、脑膜、腹膜、肠、皮肤、骨骼) 也可继发感染，主要经呼吸道传播。随着环境污染和艾滋病的传播，结核病发病率欲演欲烈，且症状不典型，复发率高。

建议

❶ 进一步复查胸片。

❷ 痰培养找结核菌。

❸ 结核菌素试验。

❹ 健康教育处方：

A 纳入传染病慢病管理。

B 房间注意通风换气，床单被褥经常放在日光下暴晒消毒。

C 给予高营养、高蛋白、高脂肪、高热量、高维生素的饮食。

D 注意休息，保证睡眠，劳逸结合。

E 保持心情愉快，戒烟限酒。

F 在医生的指导下合理用药，同时了解药物对肝肾功能的损害，定期复查肝肾功能。

4 提示慢性支气管炎

建议

❶ 定期复查胸片。

❷ 完善肺功能、血气分析、心电图等相关检查。

❸ 健康教育处方：

A 诱发原因有大气污染、吸烟、感染、过敏等；反复发作可导致阻塞性肺气肿、肺心病；疾病的临床特征为咳嗽、咳痰或伴有喘息及反复发作。

B 改善环境，避免吸入烟雾、粉尘、刺激性气体，减少与烟雾、花粉等过敏源的接触。

C 戒烟，减慢病情的恶化速度。

D 加强体育锻炼，训练腹式呼吸方法；初练时取坐位，放松肩背，先呼后吸。用口呼气，呼气时轻轻收腹；用鼻吸气，吸气时胸、腹部放松，让腹部自然隆起。要轻松自如，不可屏气。开始时每次练习3-5分钟，一日练习多次。熟练后可在站立和卧床时进行，也可在行走中进行，逐渐养成腹式呼吸的习惯。

E 加强营养，预防感冒，注意保暖，寒冷季节出门戴口罩。

F 保持呼吸道通畅，经常变换体位，促进痰液排出。

G 多饮水，促进痰液稀释，积极配合康复治疗。

H 在医生的指导下合理用药。

5 提示肺心病

肺心病即慢性肺源性心脏病的简称，是指肺组织或肺动脉系统的原发病变，使肺动脉压力增高，右心负荷加重而造成右心室肥大，最后引起心功能不全的一种继发性心脏病。

在我国80%~90%以上的肺心病是由气管炎、慢性支气管炎并发肺气肿引起的，其次支气管哮喘、肺结核、支气管扩张、矽肺、结节性肺动脉炎等也均可导致肺心病的发生。

建议

❶ 定期复查胸片、心电图。

❷ 在医生的指导下用药治疗。

❸ 健康教育处方：

A 选择适合自己身体状况的方式进行锻炼，如慢跑、简化太极拳、广播体操等。

B 宜多食萝卜、梨、枇杷、冬瓜、西瓜等，有助于养肺清痰。

C 多喝开水，以利于痰液稀释，容易咳出，保持呼吸道通畅。

D 禁止吸烟；改善环境，消除有害烟雾、粉尘和有害气体对呼吸道的刺激。

E 忌食辛辣、发物、肥肉、酒类等刺激性和不易消化的食物。

F 保持大便通畅，可吃含膳食纤维高的食物。

G 按时休息，慎防劳累过度；保持居室清洁温暖、空气流通。

H 注意季节变化，及时添加衣被，预防呼吸道感染。

6 提示肺癌

建议

❶ 立即到专科就诊。

❷ 胸部 CT 扫描可确定病变范围和病变周围的情况。

▶▶ 颈椎 ◀◀

1 颈椎骨质增生

颈椎骨质增生是颈椎的退行性病变，多发生于中老年时期或长期伏案工作者。颈椎骨质增生可使椎间孔的形状改变(缩小)，引起根性疼痛；有的可伴有颈椎间盘突出。

建议

❶ 长期伏案工作时要间隔休息，适当活动颈部。

❷ 平时注意补钙，进行适量的户外活动。

❸ 睡觉时枕头不宜过高。

❹ 症状明显时可去医院，在医生的指导下进行牵引、推拿、按摩或热疗。

❺ 必要时结合临床行 CT 或 MRI 检查排除颈椎间盘突出症。

2 颈椎病

颈椎病是颈椎间盘退行病变后，椎体间松动，椎体缘产生骨赘(骨刺或骨嵴)或椎间盘破裂突出等压迫神经根、脊髓或椎动脉而引起的各种症状(如颈肩痛、向前臂和手部放射，颈椎活动受限，手部动作笨拙、细小动作失灵，步态不稳、易跌倒，甚至出现头痛、头晕和吞咽困难等)。椎间盘退行性病变与年龄、劳损、外伤以及生活习惯等有一定关系。

建议

① 纠正不良姿势，长期伏案时要间隔休息，适当活动颈部；睡觉时枕头不宜过高；进行适量的户外活动。

② 注意维生素和钙的补充，常食富含钙质的蔬果(如绿豆芽、黄豆芽、各种绿叶蔬菜、杏仁、瓜子、核桃和多种干鲜果，尤其海带宜多食)和含钙多的动物性食品(如乳类、骨粉、骨汤、贝壳类和禽蛋等)。

③ 症状明显时，在医生的指导下可行牵引、推拿、按摩或热疗等综合治疗。

④ 必要时行 CT 或 MRI 检查。

▶▶ 腰椎 ◀◀

1 腰椎骨质增生

腰椎骨质增生是腰椎的退行性病变，中老年较多见。X 线表现为椎体前缘形成水平方向的骨刺酷似鸟嘴状或嘴唇样，故又称唇样变；后方可有椎板增厚、椎弓根增宽以及关节突的增生肥大，使椎间孔缩小，压迫神经根引起根性疼痛。腰椎骨质增生可伴有或不伴有腰椎间盘突出。

建议

① 进行适当的体育活动，锻炼腰部的肌肉。

② 症状明显时可行理疗或热疗。

③ 必要时行 CT 检查或 MRI 检查排除腰椎间盘突出症。

2 腰椎骨质疏松

腰椎骨质疏松是骨钙量减少、骨组织破坏、骨质脆性增加和易于骨折的全身性骨代谢疾病。骨质疏松常见于中老年人，以绝经后女性最为常见。遗传因素、钙摄入不足、缺少运动等与骨钙含量密切相关。大多数患者临床上无不适症状，严重者可表现为骨痛、脆性骨折。

① 多食乳制品、适度晒太阳、运动是预防骨质疏松的三个重要手段。

② 老年人要预防脆性骨折，结合临床专科随访。

③ 已诊断为骨质疏松者可适度服用钙剂和维生素 D_3 治疗。

3 腰椎间盘突出

腰椎间盘突出是指由于退变或外伤等因素导致腰椎间盘、髓核、后纵韧带等结构向后方突出压迫硬膜囊或神经根造成腰疼、下肢疼、麻木无力等症状的一种疾病，严重时可压迫马尾神经引起大小便失禁，或压迫神经根造成足下垂，严重影响生活质量。

① 治疗的方法取决于患者的症状及程度。

② 建议进一步行腰椎间盘 CT 或 MRI 检查确诊。

③ 轻者可首先采用非手术治疗方式。

▶▶ 胸片重大阳性指标 ◀◀

提示有结节、肿块、占位、性质待定、病变、炎症、空洞型结核、右肺中叶综合征。

发现以上情况做好登记工作，立即通知受检者 24~48 小时内到医院进一步复查，并关注结果和后续随访工作。

心电图检查规范及相关结果报告解读

　　心电图是临床最常用的检查心功能的手段之一，是冠心病诊断中最早、最常用和最基本的诊断方法。通过心电图检查，可发现有无低电压，有无期前收缩、心室心房肥大、心肌梗死、心律失常、心肌缺血等疾病。还可以反映心肌受损的程度和发展过程及心房、心室的功能结构情况。同时能够帮助了解某些药物(如洋地黄、奎尼丁)和电解质紊乱对心肌的作用。

应用范围

　　心电图对心血管系统疾病的诊断有着比较重要的意义，还可协助判断其他疾病或药物对心脏的影响。具体临床应用的范围包括以下几点。

1 记录人体正常心脏的电活动。

2 对心律失常类疾病及心脏扩大、肥大有比较好的诊断价值。

3 帮助诊断心肌缺血、心肌梗死，判断心肌梗死的部位。

4 判断人工心脏起搏器的功能。

5 判断药物或电解质情况对心脏的影响。

注意事项

　　◇ 体检前，建议不要穿过紧的上衣和裤子，女性更不要穿连衣裙、连裤丝袜。

◇ 心电图检查时需要平静休息 20 分钟。

◇ 体检时不要空腹检查，避免出现低血糖使心跳加快，影响检查的结果；也不要在饱食、饱饮、吃冷饮和吸烟后立即进行此项检查。

◇ 有既往病史者最好带上原报告，并提前与医生说明。医生结合患者的临床症状综合分析，最后得出明确的诊断。

◇ 当出现胸闷、心悸、心慌、头昏、心前区不适或疼痛等症状时，要及时做心电图检查，以免突发心血管疾病。

适应人群

一 亚健康人群以及身体健康的各年龄体检人群。

二 心脏病患者。

三 有心脏病易患因素人群，如高血脂、高血压、糖尿病等。

心电学科的危急值

"危急值"是指某项异常结果表明患者可能处于有生命危险的边缘状态，需迅速给患者有效的干预措施或治疗，否则有可能出现严重后果，失去最佳抢救机会。

心电图"危急值"内容

① 心脏停搏。

② 急性心肌缺血(ST 段水平型、下斜型压低 ≥ 0.2mV)。

③ 急性心肌损伤。

④ 急性心肌梗死。

⑤ 致命性心律失常。

　① 持续半分钟以上的，频率 ≥ 100 次 / 分的室速。

　② 多源性、Ron-T 型室性期前收缩。

　③ Q-T 间期延长 ≥ 0.50 秒，短 Q-T 间期 ≤ 0.29 秒。

　④ 常规心电 ≥ 2 秒、房颤 ≥ 2.5 秒的心室停搏。

▶▶ 心电图重大阳性指标 ◀◀

心率＜40 次 / 分心动过缓，大于 180 次 / 分的心动过速；二度Ⅱ型房室传导阻滞；致命性心律失常；心室扑动、颤动；预激综合征伴快速心室率心房颤动(心室率大于 150 次 / 分)。

建议 发现以上情况做好登记工作，立即通知受检者 24~48 小时内到医院进一步复查，并关注结果和后续随访工作。

常见心电图报告解读

正常心电图　心律为窦性，心率 60~100 次 / 分，心电图各种波形完全正常。

大致正常心电图　心律亦为窦性，心率可超过或少于正常范围，心电图某些波形存在轻度改变，但时间在正常范围内，如窦性心律不齐。因影响因素较多，一般没有太大的实际意义。

异常心电图　心律可为窦性，也可不是窦性，心率变化大，心电图波段时间和电压超出正常标准，或有明显异常，还可见到异位搏动。

▶▶ 窦性心动过速 ◀◀

指成年人窦性心率超过 100 次 / 分。常见原因为发热、贫血、甲状腺功能亢进、出血、休克、疼痛、缺氧、心肌炎、风湿热、心力衰竭等；也可见于正常人的体力活动、情绪激动、饱餐、饮浓茶和咖啡、吸烟、饮酒、妊娠期等之后。一些药物如肾上腺素、异丙肾上腺素、麻黄素、阿托品、山莨菪碱等也可致窦性心动过速。

建议 ❶ 复查心电图、检查甲状腺功能全项，排除甲亢。

❷ 健康教育处方：

A 必要时进一步做动态心电图。

B 学会正确监测脉搏，以利于观察病情。

C 保持良好心情和心态；避免劳累、感染、寒冷等刺激。

D 戒烟限酒，禁食浓茶、咖啡等，每顿饭不宜吃得过饱。

E 多吃富含膳食纤维的食物，保持大便通畅。

F 有自觉症状及时到医院就诊，在医生的指导下合理用药。

▶▶ 窦性心动过缓 ◀◀

指成年人窦性心率低于 60 次 / 分。可见于颅内压增高、甲状腺功能减退症、冠心病、急性心肌梗死等，特别要注意"病态窦房结综合征"的患者，具有很大的危险性；生理状态下可见于运动员、老年人等。

▶▶ 窦性心律不齐 ◀◀

常见于年轻人，尤其是心率较慢或迷走神经张力增高时(例如服洋地黄或吗啡之后)。窦性心律不齐随年龄增长而减少，通常不必治疗，活动后心率增快消失。窦性心律不齐很少出现症状，但两次心搏相差较长时间，往往会有心悸感，应及时就医。

引起窦性心律不齐的因素

1 精神因素：如紧张、激动。

2 功能性：多见于青少年和婴幼儿，在吸气时心率加快，呼气时心率减慢，屏气时心律正常。

3 心脏病的表现：二度、三度房室传导阻滞。

4 其他心律紊乱的干扰：如出现期前收缩后窦性心律不齐。

建议

❶ 复查心电图。必要时到医院进一步检查心彩超、心向量，行运动平板试验等。

❷ 健康教育处方：

A 消除紧张因素，劳逸结合；保持良好心情和心态。

B 学会正确监测脉搏，以利于观察病情。

C 有自觉症状及时就医，在医生的指导下合理用药。

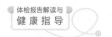
▶▶ 心房颤动(简称房颤) ◀◀

是老年人常见的心律失常。常见于风湿性心脏病、高血压、冠心病、心肌病及肺心病、甲状腺功能亢进症者，也有少数患者无器质性心脏病依据。房颤的主要危害是血栓形成和栓塞，因此，一旦检查发现房颤，应及时到心内科就诊。

🩺 心电图相关问题解答

每次体检都做心电图，有必要吗

很有必要做，因为心电图是检查心脏最首要和最基本的手段。心电图在诊断心律失常、心肌梗死、病窦综合征、预激综合征、判断起搏器工作情况等方面是其他检查手段不可替代的。

"正常心电图"就一定没有心脏疾病吗

心电图检查出现"误差"是存在的。最常见的是心肌肥厚，若左心肥厚或右心肥厚，在心电图上可以表现出来，但若一个人左右心室都肥厚，电位可相互抵消，所以常会表现出"正常心电图"。还有一部分人虽然心脏没病，但在心动过速时，也可能出现类似"心肌缺血"的心电图改变。因此，心电图检查"不正常"，不一定表明心脏有病；而往往被认为是正常"心电图"，也不能断定没有心脏病。如果有典型的心绞痛症状，仅做一般心电图检查是不够的，因此，针对心电图异常情况，可以做24小时心电图动态观测、活动平板、心电向量、心脏超声检查，必要时做心脏冠脉造影等，以便得到及时诊断和合理的治疗。

心向量检查规范

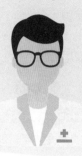

心向量主要是依据心脏电激动的方向与大小在每一个瞬间是不同的,心脏电活动瞬间产生的电激动在立体的方向及大小的一种特殊检查。能较真实地记录出心脏动作电流的立体图象,可用来阐明心电图产生的原理和解释心电图波形,从而提高临床的诊断效果。

适应人群

一 考虑有心房肥大、右室肥厚者。

二 考虑有心肌梗死,尤其是下壁心梗者。

三 在伴有左束支传导阻滞或左前支阻滞时。

四 心室预激诊断和旁道定位方面。

五 在心室复极异常的某些情况下心向量图可更明确。

应用范围

用于心电图的四个诊断预激综合征、束支传导阻滞、房室肥厚和心肌梗死。

关键点

① 受检者皮肤清洁,干净。

② 保持平静,放松。

③ 电极安放部位要准确。成人胸部电极安放部位以胸骨第 5 或第 4 肋间水平线为准。

④ 记录前，应复查确保电极位置准确接触良好，导联线连接无误。

心向量和心电图检查的区别

心向量和心电图检查都是从体表研究心电活动的手段，只是检测方法不同而已。心向量图能真实地表达心脏电流的立体图象，形象地阐明心电图的产生原理和解释某些疑难心电图波形。心向量图和心电图联合应用可提高诊断的准确性。心向量检查图是由心动周期中循序出现的瞬时综合向量构成的环形轨迹，称空间心向量环。心电向量优于心电图的四种诊断：预激综合征、束支传导阻滞、房室肥厚和心肌梗死。心向量图在诊断心房肥大、右室肥厚要比心电图可靠；诊断心肌梗死尤其是下壁心肌梗死，或在伴有左束支阻滞或左前分支阻滞时，心向量图无疑优于心电图；在心室预激诊断和旁道定位方面，心向量图也有帮助；在心室复极异常的某些情况下心向量图可更明确。

动态心电图检查规范及相关结果报告解读

动态心电图检查俗称"背 24 小时盒子"。通常体检时做一次心电图难以捕捉到有效的诊断依据，但患者又有明显自觉症状，所以多数情况下医生会建议进行心电的动态监测。动态心电图可连续记录 24 小时心电活动的全过程，包括休息、活动、进餐、工作、学习和睡眠等不同情况下的心电图资料，能够发现常规心电图不易发现的心律失常和心肌缺血，是临床分析病情、确立诊断的客观依据。

应用范围

动态心电图的用途很广，主要用于捕捉阵发性心律失常，如有阵发性心动过速和期前收缩，记录它们的发生时间、数量及分布状态；有无一过性的心绞痛、心肌缺血以及发作的诱因和发生时间。还可对一些经常出现心血管病症状(普通心电图没有阳性发现)的患者进行鉴别诊断。概括起来动态心电图具有五方面的作用。

1. 观察正常人(包括儿童)心电图中心率和心律的动态变化。
2. 对各种心律失常患者可检测出有无威胁生命的心律紊乱，以便得到及时合理的治疗。
3. 常用于各种心血管疾病，如心肌梗死、心肌病、心肌炎等心脏病所致各种心律失常的检测。

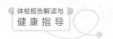

④ 动态心电图广泛用于抗心律失常药物疗效的评价研究工作。

⑤ 动态心电图可应用于晕厥患者的研究，以发现心源性晕厥的病例，以便患者得到及时治疗。

24 小时动态心电图监测报告解读

动态心电图的结果分析与判断主要是为心律失常及无症状性心肌缺血等的临床分析与诊断提供依据。

▶▶ 正常情况 ◀◀

正常成人 24 小时内心率约 10 万次左右，最多不超过 144 000 次，最少不低于 72 000 次。基础心律均为窦性心律。24 小时内总的室上性期前收缩不超过 100 次(不超过心搏总数的 1‰)，如期前收缩过多，应考虑为病理性改变，但应结合临床资料慎重考虑。室性心律失常，每小时不超过 5 次, 24 小时不超过 100 次(不超过心搏总数的 1‰)。

▶▶ 心律失常 ◀◀

期前收缩或室性心律失常出现频率超过以上正常范围，考虑异常动态心电图，心脏的电活动有传导障碍，患者需去心血管专科就诊以进一步确诊。

▶▶ 心肌缺血 ◀◀

动态心电图检测心电图 ST-T 波的"心肌缺血型"改变意见尚不一致。一般来说，ST 段水平型或下垂型压低应 ≥ 0.1mV，至少持续 1 分钟，两次发作间隔至少 1 分钟。如心电图原有 ST 段压低者，应在原有水平上以再压低 ≥ 0.1mV 计算。T 波由直立变为发作时的明显对称性的倒置，也应考虑为心肌缺血性改变。检测无症状性心肌缺血，如能与活动平板及 ECT 结合检查，可提高诊断的阳性率。有心肌缺血征象者需咨询心血管内科医生，或做进一步检查。

活动平板运动试验及相关结果报告解读

活动平板运动试验是心脏负荷试验中较为简便、实用、可靠、安全的无创伤性检查方法。通过增加心肌的氧耗量来揭示冠状动脉供血不足或潜在的心功能不全的一种临床诊断试验。它是目前诊断冠心病及测定冠心病患者心脏功能和运动耐量最常用的一种辅助手段。如体检发现活动平板运动试验呈阳性或可疑阳性，建议行冠状动脉造影术，因它是目前冠心病诊断的"金标准"。

应用价值

活动平板运动试验作为心血管领域的一种无创性检查手段之一，是目前最简易、安全且可靠的检测方法。因为其无创、经济，具有较高的灵敏度和特异度，最符合生理负荷的情况，且因其安全方便，所以在各大医院及基层医院临床上广泛应用。

1. 协助确诊冠心病，并对无症状者筛选有无隐性冠心病。
2. 估计冠状动脉狭窄的严重程度，筛选高危患者以便进行手术治疗。
3. 测定冠心病患者心脏功能和运动耐量，以便客观地安排患者的活动范围和劳动强度，为康复锻炼提供可靠的依据。

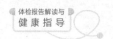

④ 评价冠心病患者治疗(药物或手术)的效果。

适应证

对不典型胸痛或可疑冠心病患者进行鉴别诊断，可检出早期高危人群中的冠状动脉疾病及早期高血压，了解运动引起的心律失常及各种与运动有关症状(胸闷、心悸)的原因，鉴别多支冠状动脉病变中的"主要病变血管"，评估各种心血管病对运动的反应，从而了解心肌冠脉储备功能。但运动试验同时又有一定风险，临床医生要严格掌握其适应证及禁忌证。

注意事项

◇ 进餐前后 1 小时不宜做运动试验。

◇ 进行性或新近发作心绞痛、急性心肌梗死后 1 年内、充血性心力衰竭、严重高血压、左心室肥大、左束支传导阻滞、预激综合征、休息时也有明显心肌缺血、年老体弱及行动不便者等均禁止做运动试验。

◇ 如在运动试验中患者出现心绞痛或冷汗不止，应立即停止，并请医生及时处理。

活动平板运动试验报告解读

▶▶ 阳性标准 ◀◀

运动中出现典型心绞痛时心电图可有以下改变。

1. ST 段水平型或下垂型下移，至少连续 3 次心搏 J 点后 80 毫秒处压低 ≥ 0.1mV(1 毫米)，下壁导联压低 ≥ 0.15mV(1.5 毫米)，至少持续 2 分钟。

2. ST 段凸面型抬高，至少连续 3 次心搏 J 点后 80 毫秒处抬高 ≥ 0.2mV(1 毫米)。

▶▶ 可疑阳性标准 ◀◀

1. ST 段水平型或下垂型下移，J 点后 80 毫秒处压低 ≥ 0.15~0.1mV，持续时间 ≥ 1 分钟。

② ST 段上斜型下移，J 点后 60 毫秒处压低 ≥ 0.15mV(1.5 毫米)或 ST 段下斜型下移 < 1 毫米(25 毫米 / 秒走纸速度)，至少持续 1 分钟。

③ 孤立性 U 波倒置。

④ 运动时收缩压较安静时或前一级运动时下降 10mmHg。

⑤ 运动期间出现心绞痛。

▶▶ **阴性结果** ◀◀

运动中无典型心绞痛，心电图显示 ST 段无下移或 ST 段下移 < 0.1mV，持续时间 < 1 分钟。

动态血压检查及相关结果报告解读

　　动态血压全称为无创性血压监测(ABPM)，是使用专用仪器定时测量日常生活状态下血压的一种诊断技术。受检者佩带动态血压记录器，保持日常生活状态，仪器自动按设置的时间间隔进行血压测量，提供24小时血压测量数据，其分析内容包括全天、白昼、夜晚的收缩压，舒张压，平均动脉压，心率以及它们的最高值和最低值，血压负荷值，血压变异度及昼夜血压波动水平和趋势，能客观地反映血压的实际水平与波动状况。

动态血压监测的意义

1　去除各种因素(例如情绪、运动、进食、吸烟、饮酒等)对血压的影响，较为客观真实地反映血压情况。

2　可获知更多的血压数据，能实际反映血压在全天内的变化规律。

3　对早期无症状的轻高血压或临界高血压患者的检出率提高。

4　可指导药物治疗，帮助选择药物，调整剂量与给药时间。

5　判断高血压患者有无靶器官(易受高血压损害的器官)损害。

6　预测一天内心脑血管疾病突然发作的时间。

7　动态血压对判断预后有重要意义。

！ 注意事项

◇ 袖带位置要正确，捆绑松紧要适中，"感知探头"要放置正确。

◇ 严格按照医生的要求完成 24 小时的监测。

◇ 当出现不舒服的感觉，如胸闷气短、心前区疼痛、头晕等，请立即按下"特殊事件按钮"键；同时，应将当时的活动情况和具体时间准确记录下来，以便医生参考。

温馨
小·提示

由于袖带频繁地充气和放气，晚间可能影响休息，要坚持完成监测。

肢体活动可能干扰测量，因此在每次充气时，应注意停止活动，保持手臂不动，直到测完放气为止，以提高精确度。

常见动态血压异常问题解答

为什么要监测动态血压

偶然测一次血压，提供的仅是瞬间血压，难以反映患者在休息时或日常生活中的血压水平，更难以观察患者在各种生理或病理状态下血压的波动情况。例如，嗜铬细胞瘤，它是一种继发性高血压，以阵发性高血压(血压骤升骤降)为临床特点，若测量血压时间恰为其缓解期，故很难发现高血压症状。而 24 小时动态血压能测量人体昼夜不同时间内的瞬间血压，所得数据远较偶测血压值多，亦避免了偶测血压的缺点。

检测动态血压可以判断预后吗

一般认为血压升高造成的心血管损害，是循环系统长期承受压力过高的结果，而偶测的血压并不能反映个体的平均血压水平。24 小时动态血压测量的血压值与心血管事件的相关性明显

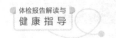

优于偶测血压，可用于预测心血管病发作。此外，凌晨血压突
然升高者，更容易发生心脑血管事件。

动态血压检测真的可以指导用药吗

动态血压可正确地评价治疗过程中休息与活动状态下的昼夜节
律以及药物作用的持续时间，可以根据血压高峰与低谷时间，
选择作用时间长短不一的降压药物、调整剂量和服药时间、调
整给药次数和间隔时间，以更有效地控制血压，减少药物的不
良反应。

超声检查规范及相关结果报告解读

通过超声检查可获得人体内脏各器官的各种切面图形，适用于观察肝、胆囊、胆管、脾脏、胰腺、肾脏、肾上腺、膀胱、前列腺、子宫、卵巢、心脏、甲状腺、颈动脉等脏器的大小，形状变化，是否处于正常位置，有无受到周围肿瘤或脏器的压迫，能确切地判定肿物的部位以及与周围脏器的关系，能准确地辨别出肿物是实质性的还是液体性囊肿、血肿及脓肿等；尤其是腹部超声对于胆囊及胆道或泌尿系结石、黄疸性质的鉴别、实质性和囊性肿物的区分诊断率是很高的。根据肿块的影像学特点，能对某些肿瘤是良性的还是恶性的作出提示性鉴别诊断；超声能准确判断腹腔内有无腹水，即使有少量腹水用超声也可以测出；还可查出腹腔、盆腔内1厘米以上肿大的淋巴结；可以观察胆囊的收缩情况，作出胆囊功能的判断。血管超声可以观察血管形态、有无斑块狭窄、供血不足等，超声检查价格便宜，且对受检者无痛苦、无损伤、无放射性，可反复检查。

检查项目

1. 胆检：胆结石、胆囊炎、胆道肿瘤、胆道蛔虫病、阻塞性黄疸。
2. 肝脏检查：有无脂肪肝、肝大、息肉囊肿、血管瘤、包虫等。
3. 妇科检查：检查女性盆腔及其附件、膀胱等。

④ 孕期检查：既能对胎盘定位、羊水测量，又能对单胎多胎、胎儿发育情况及有否畸形和葡萄胎等作出早期诊断。

⑤ 眼部B超：最主要检查的是玻璃体，如玻璃体液化、玻璃体积血、玻璃体异物、玻璃体膜增生与后脱离；另外对视网膜脱离，视神经损伤及异物有否穿透眼球后层都可以进行检查。

⑥ 心脏超声：动态显示心腔内结构、心脏的搏动和血液流动，可直观显示瓣膜病变，是用于诊断心脏疾病、判断心脏功能的一种重要检查手段。

⑦ 颈动脉超声：观察颈动脉管壁是否光滑，中膜有无增厚、有无斑块，判断有无颈动脉硬化及颈动脉狭窄程度，为诊断脑部血管性疾病提供辅助诊断。

🧑‍⚕️ 关键点

① 体检过程中应严格按规范操作，检查做到认真仔细。对各脏器的检查，要进行必要的纵向、横向、斜向扫查，做到无遗漏。

② 进行左侧卧位、右侧卧位、腹卧位检查时，必须严格做到"不能简化体位"，要充分暴露所查脏器体表位置。

③ 当发现有可疑病变时，要询问病史、既往检查结果，结合临床作出初步诊断，对重要病例有条件时要进行图像记录，提出合理建议，并进行追访。

④ 普通健康体检的B超基本检查，至少包括肝、胆、胰、脾、双肾，不能任意减少。

⑤ 检查心脏时，应休息片刻后脱鞋平卧于检查床上，解开上衣纽扣，暴露胸部，让医生检查。

⑥ 探测易受消化道气体干扰的深部器官时，需空腹检查或作严格的肠道准备。如探测肝、胆、胰的前3日最好禁食牛奶、豆制品、糖类等易于发酵产气的食物，检查前1天晚清淡饮食，当天需空腹禁食、禁水。

⑦ 如检查盆腔的子宫及其附件、膀胱、前列腺等脏器时，检查前

需保留膀胱尿液，可在检查前 2 小时饮水 1000 毫升左右，检查前 2~4 小时不要排尿。

8 经阴道查妇科 B 超要做到以下几点。

    先做妇科检查，再做阴超检查。

    必须询问是否有婚史及性生活史，以防引起不必要的纠纷。

    做到每位受检者使用一张一次性妇科垫，操作者右手戴一次性手套，探头上必须罩上一次性安全套。

超声检查结果报告解读

▶▶ 肝脏超声结果解读 ◀◀

1 脂肪肝

当肝内脂类(主要为甘油三酯)含量超过肝重的 5% 或在组织学检查时有 50% 以上的肝细胞发生脂肪变性时即为脂肪肝。引起脂肪肝的主要原因有营养失调(营养过量或不足)、饮酒、糖尿病、高脂血症、中毒和药物、长期应用激素、肝细胞变性等。值得注意的是，过多的脂肪在肝组织、肝细胞内浸润，引起肝细胞肿大，严重可致肝硬化。脂肪肝是可逆的，合理饮食、运动及治疗后可恢复健康。肥胖者、无肉不欢者、中老年人、高脂肪高糖饮食者、长期饮食营养不合理、大量饮酒者及久坐少动者、患代谢性疾病者等易患脂肪肝。

  ❶ 定期复查腹部超声(3~6 个月)。

  ❷ 复查血脂、血糖、肝功能、血压、体重等。

  ❸ 改善不良生活习惯，戒烟限酒。

  ❹ 控制体重调整饮食结构，低盐、低脂、低糖饮食，多吃新鲜水果、蔬菜。

  ❺ 坚持必要的运动锻炼，特别是有氧运动。

  ❻ 维持理想体重，保持相对正常的血脂、血糖水平。

  ❼ 血脂偏高、肝功能异常者在医师指导下降酶、降脂。

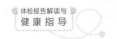
2 肝脏弥漫性病变

病毒性肝炎、脂肪肝、肝纤维化都属于肝脏弥漫性病变，如果不注意治疗调养，可发展为肝硬化。另外，中老年人的肝脏与年轻人相比，相对老化，内部稍微粗糙些，B超检查时光点反射就会强一些，也会提示弥漫性病变可能。

建议

❶ 定期复查腹部超声和肝功能，甲胎蛋白、癌胚抗原等肿瘤标志物检查，建议1~3个月复查一次。

❷ 注意劳逸结合，不能过度疲劳，保持良好的情绪。

❸ 饮食要营养丰富、新鲜、易于消化，如鸭肉、瘦肉、鱼、豆制品等，少吃油腻、油炸、烧烤食物。

❹ 严禁饮酒。

❺ 一旦出现疲乏、厌食或腹胀、肝区疼痛不适等症状，应随时就医。

❻ 病愈后遵医嘱定期复查肝功能。

3 肝脏囊性占位病变

多见肝囊肿、多囊肝、肝囊性包虫病及肝脓肿等。肝囊肿，通俗讲就是肝脏中的"水泡"，B超对肝囊肿的检出率可达98%。肝囊肿是一种较常见的肝脏良性疾病，大多数系肝内小胆管发育障碍所致，单发性肝囊肿的发生是由于异位胆管造成的。肝囊肿生长缓慢，所以可能长期或终生无症状，其临床表现也随囊肿位置、大小、数目以及有无压迫邻近器官和有无并发症而异。多囊肝的囊肿可布满肝脏，有些患者常以上腹肿块为首发症状，终末期出现腹水、门脉高压等。囊肿既不会影响肝功能，也不会发展为肝癌。

① 先天性肝囊肿不会癌变，因此不必担心，只需6~12月随访。

② 随访后肝囊肿增大，有自觉不适症状，在医生的指导下，行手术治疗。

④ 肝脏实性占位病变

肝占位性病变是指在正常肝脏 B 超的均匀回声或 CT 的均匀密度上，肝实质内出现的异常回声区或密度区。异常回声区或异常密度区可由多种原因造成，可以是恶性肿瘤，如原发性肝癌、转移性肝癌；可以是良性肿瘤，如肝血管瘤、肝腺瘤；还有一部分肿瘤样病变，如肝囊肿、肝硬化再生结节、局灶性结节性增生。

肝血管瘤是肝脏常见的良性肿瘤，属先天性发育异常。如静止不发展无任何自觉症状，一般无生命危险。

① 6~12 月定期复查。肝脏 B 超，若无变化可继续观察，无需做特殊处理。

② 如若短时间内瘤体增大，应及时专科就诊。

重大阳性指标管理

① 肝脏弥漫性病变(考虑早期肝硬化、肝硬化)。

② 首次发现肝脏实性占位 / 不除外恶性占位。

① 立即做好登记和上报工作，同时通知受检者马上住院治疗，及时给予相应治疗，以免发生生命危险。

② 继续关注住院及出院后的情况，做好跟踪随访等健康教育工作。

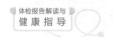

▶▶ 胆囊超声结果解读 ◀◀

 胆囊息肉

胆囊息肉(直径＜5毫米　5~10毫米　＞10毫米)常在健康体检时被发现，大部分为良性病变，只有少部分增生性病变可能发生恶性病变。B超检查为影像学检查，不能判定其性质。一般说来，增长速度较快的胆囊息肉或直径(长度)超过10毫米的胆囊息肉，其发生恶变的概率较大。

建议

❶ 不超过5毫米的息肉，可定期行B超复查，观察其变化，如增长速度缓慢，可专科随访。

❷ 如短期内增长速度明显加快，建议行专科手术治疗加病理学检查。

❸ 超过10毫米的胆囊息肉，建议行专科手术治疗加病理学检查。

 胆囊壁毛糙

B超检查提示胆囊壁毛糙，可能为慢性胆囊炎。

建议

❶ 饮食卫生、清淡，定时定餐，避免过饱、过饥，限制甜食、动物脂肪和高胆固醇食物的摄入，忌食油炸、过冷过热、辛辣刺激的食物，避免刺激胆囊收缩而引起疼痛发作。

❷ 适量运动，增强体质，保持心情舒畅。

❸ 戒酒，不饮浓茶、咖啡。

❹ 定期复查，如症状明显时可至专科咨询或治疗。

胆结石

胆及胆道结石(胆管结石，胆管扩张、畸形、炎症肿物等)为最常见的外科胆囊疾病。胆囊结石与胆囊炎互为因果关系，两者常并行存在。胆囊结石可引发急性胆囊炎，胆管扩张，可诱发胆囊癌，并可引起肝外胆道梗阻。

建议　如无严重内科疾病，建议行择期胆囊切除术(LC 或 OC)。腹腔镜胆囊切除术(LC)为微创外科的经典手术，是本病的首选治疗方法。

4 萎缩性胆囊炎并胆结石〔胆囊隆起样病变(≥1厘米)及胆囊恶性肿瘤〕

建议于普外科或肝胆外科行择期胆囊切除术。

建议

❶ 注意饮食卫生，改变饮食习惯，清淡饮食，定时定餐，避免过饱、过饥，保持情志舒畅，适量运动。

❷ 摄入充足的蛋白质；摄入富含 B 族维生素、维生素 C、维生素 K 及钙、铁、钾等食物，维生素 K 尚能缓解胆管痉挛引起的疼痛。

❸ 限制甜食、动物脂肪和高胆固醇食物的摄入，忌食油炸、过冷过热、辛辣刺激的食物，避免刺激胆囊收缩而引起疼痛发作。

❹ 忌食芹菜、笋类等易胀气的食物；多饮水可稀释胆汁。

❺ 戒酒，不饮浓茶、咖啡。

重大阳性指标管理

1 胆囊息肉样病变≥1厘米。

2 肝内外胆管扩张等。

建议

❶ 立即做好登记和上报工作，同时通知受检者马上住院治疗，及时给予相应治疗，以免发生生命危险。

❷ 继续关注住院及出院后的情况，做好跟踪随访等健康教育工作。

▶▶ **肾脏超声结果解读** ◀◀

① 肾结石

　　肾结石是泌尿外科的常见病、多发病，为上尿路结石，男性发病率高于女性。其影响因素较多，如年龄、性别、职业、饮食结构、水分摄入、代谢和遗传等。临床表现是与活动有关的血尿和疼痛，其严重程度与结石部位、大小、活动与否及有无并发症等因素有关。

建议

① 调节饮食，限制含钙和草酸类高的食物，多食含纤维素高的食物；动物内脏含嘌呤类物质较多，尿酸结石患者应当避免食用。

② 保证每天饮水不少于 2000ml，以增加尿量，降低尿中矿物质的浓度。

③ 定期复查，必要时于泌尿外科就医。

② 肾脏先天异常

　　超声提示肾缺，如异位肾、融合肾等；发病率 1/600，为先天所致(由于胚胎期血液供应障碍，肾脏不能充分发育，而形成细小器官，仅具少许泌尿功能)。多为单侧，B 型超声可见肾体积明显缩小，患侧一般无症状或有持续性腰痛。如出现继发感染或高血压者可考虑将患肾切除。

建议

① 保持尿道口卫生，预防尿路感染。

② 在专科医护指导下用药，尽量不用或少用对肾脏毒性大的药物。

③ 锻炼身体，提高腰腹肌收缩力，预防肾下垂，提倡健康的性生活。

④ 戒烟限酒。

⑤ 6~12 个月复查超声，同时对尿液分析和肾功能进行动态观察。

3 肾脏实性病变

多为良性肿瘤，常见双侧发病，无明显不适症状，需定期复查双肾彩超，动态观察病情变化，如瘤体较大者，可考虑手术治疗，此病术后预后良好。

4 肾脏囊性病变

肾囊肿是肾脏内出现大小不等与外界不通的囊性肿块的总称，大多数是先天性的，其他非先天性囊肿与感染、毒素、不良饮食习惯、情绪妊娠、外伤等因素有关。

临床上囊肿体积大于 4 厘米或出现对肾脏本身或周围的器官有压迫症状的行手术治疗，如出现腰腹部疼痛、血尿、蛋白尿、高血压等症状应及时前往泌尿外科就诊并治疗。如肾囊肿体积小于 4 厘米，无压迫症状者，定期复查即可。

5 多囊肾、肾脓肿及肾包虫病

由于肾脏位置较深，正常情况下是不能扪及肾脏的。超声提示有多囊肾、肾包虫、肾脓肿等，应及时前往专科就诊。

6 恶性肿瘤

超声提示有肾透明细胞癌、肾母细胞瘤及囊性肾癌可能，应立即到专科就诊，以免延误病情。

重大阳性指标管理

1. 肾脏皮髓质分界不清。
2. 肾脏低回声实性占位及混合性占位灶、≥3 厘米的高回声占位。
3. 肾结石合并肾积水。

① 立即做好登记和上报工作，同时通知受检者马上住院治疗，及时给予相应治疗，以免发生生命危险。

② 继续关注住院及出院后的情况，做好跟踪随访等健康教育工作。

▶▶ 脾脏超声结果解读 ◀◀

1 脾大

脾脏是人体最大的淋巴器官和储血器官。正常情况下人体一些衰老的血细胞经过脾脏时被破坏，从而维持血平衡。脾大时，吞噬和破坏血细胞的作用增强、破坏增多，脾内血管过多，使大量血细胞滞留在脾内，导致外周血细胞减少。引起脾肿大的原因有多种，如感染、肝硬化、慢性缩窄性心包炎、门静脉或脾静脉血栓形成等。

① 须查明原因，门诊进一步随访；明确诊断。

② 如有原发病，在专科医生的指导下主要治疗原发病。

2 脾脏囊性占位灶(脾囊肿、脾脓肿及脾脏包虫)和脾脏实性占位灶(脾脏钙化灶、脾脏血管瘤及脾脏恶性肿瘤)

① 首次发现，应予进一步腹部 CT 或 MRI 检查，排除其他占位性病变。

② 无症状者，一般不需特殊处理，定期复查 B 超。

③ 过大的囊肿，对脾脏本身或周围器官有压迫症状的或有炎症的，前往普外科治疗，并定期复查。

重大阳性指标管理

1 脾脏三度肿大。

2 脾脏低回声实性占位肾脏。

建议

1 立即做好登记和上报工作，同时通知受检者马上住院治疗，及时给予相应治疗，以免发生生命危险。

2 继续关注住院及出院后的情况，做好跟踪随访等健康教育工作。

▶▶ 胰腺超声结果解读 ◀◀

1 胰腺炎性病变

胰腺炎性病变(急性水肿型胰腺炎、急性出血坏死型胰腺炎及慢性胰腺炎)是各种病因(以酒精中毒及胆石症为常见)引起胰腺实质和胰管的慢性进行性炎症、破坏和纤维化。因病因、病理和临床症状不同，而有不同命名，如慢性酒精性胰腺炎、慢性复发性胰腺炎等。病程超过6个月以上，常并发胰腺假性囊肿。

建议

1 应及时诊治，防止迁延多发。

2 避免饮酒和暴饮暴食。应给予高热量、高蛋白、高糖、高维生素及低脂肪饮食，以改善营养不良。

3 在医生的指导下合理用药，注意药物疗效，定期随访。

2 胰腺囊性病变

胰腺囊性病变(多见胰腺单纯性囊肿、胰腺假性囊肿)是原发于胰腺组织或继发于胰腺疾病的囊性肿物。胰腺真性囊肿内层有胰上皮细胞覆盖，有先天性及后天性两型。先天性囊肿伴肝肾单发或多发性囊肿(多囊病)；后天性囊肿为胰管梗阻引起潴留性囊肿、新生物囊肿(囊腺瘤、囊腺癌、囊性肉瘤)及寄生虫囊肿。主要表现为上腹部囊性包块、光滑、无压痛。

建议

① 及时到专科就诊,了解胰腺囊肿的原因。

② 6~12月随访一次,了解囊肿动态变化。

3 胰腺实性病变

可见胰腺良性肿瘤、胰腺恶性肿瘤及壶腹部肿瘤,较小的病灶一般无症状。体检中经 B 超发现胰腺内肿物,应立刻到专科门诊就医,但需进一步做 CT 或磁共振,结合临床化验结果,综合分析明确肿物性质后再制定相应的治疗方案。

▶▶ 泌尿系超声报告解读 ◀◀

1 输尿管结石

常是多种因素综合的结果,引发的主要因素有外界环境(热带和亚热带气候湿热、干旱,结石发病率高)、遗传因素、后天疾病(甲状旁腺功能亢进,维生素 B_6 缺乏等)、饮食习惯、药物(长期服用皮质类固醇、磺胺类药物)、泌尿系统的本身因素(多囊肾、海绵肾)等。

建议

① 平时多饮水,尤其是睡前要多饮水。每日至少饮水 2500~3000ml,夏天增至 3500~4000ml,每天尿量至少保持 2000ml,增加尿量,以降低尿中矿物质的浓度。

② 尽量不服用或少服用与结石有关的药物,如维生素 C、阿司匹林、磺胺类药物等。

③ 适当运动对尿路结石患者有好处,长时间不活动,可增加尿中晶体成分沉淀而形成结石。

④ 建议做泌尿系统 CT 检查进一步明确结石的数目、位置、是否有尿路梗阻等情况,及时到泌尿外科就诊。

② 尿路结石

常见于男性，往往系上尿路或膀胱结石在排石过程中停留于尿道前列腺部或舟状窝处。主要表现为排尿困难、排尿痛甚至尿潴留，可并发尿道出血、尿道炎，甚至脓肿和尿瘘。

建议

① 多饮水以稀释尿中结石成分，并根据结石成分采取饮食疗法以防结石再发生。

② 结石者注意调整饮食，饮食不宜过于精细，避免高动物蛋白、高糖和高动物脂肪饮食，可食用含纤维丰富的食物。

③ 泌尿系感染患者应注意休息，保证充足饮水，加大饮水量。

④ 饮食以清淡食物为主，多食含维生素丰富的果蔬。

⑤ 忌吃发物、辛辣刺激性食物及肥甘厚味、油腻之品。

⑥ 尿酸结石宜吃低钙饮食，少吃豆制品、海产品、菠菜及动物内脏等高嘌呤食物；草酸钙结石少吃菠萝、草莓、土豆、胡椒、辣椒等含草酸丰富的食物；磷酸镁铵结石禁食磷盐及镁剂。

⑦ 需到泌尿外科进一步咨询和诊治。

⑧ 较大的结石在医生的指导下进行治疗。

③ 前列腺增生并钙化

前列腺增生并钙化是中老年男性常见病，常见于 50 岁以上者，随年龄增长发病率逐步增加。尿频、尿急、排尿不畅为早期症状。随病情加重可出现尿流中断、变细、淋漓、夜尿增多、血尿和尿潴留。

建议

① 定期复查 B 超，必要时查前列腺肿瘤标志物。

② 若病情严重，可考虑前往泌尿专科治疗。

▶▶ 甲状腺超声检查报告解读 ◀◀

甲状腺是人体内分泌器官，位于甲状软骨下方、气管两旁，由中央的峡部和左右两侧叶组成，峡部上方有小锥形突起称为锥状叶。甲状腺主要功能是合成、贮存和分泌甲状腺素。甲状腺素有三碘甲状腺原氨酸 (T3) 和四碘甲状腺原氨酸 (T4) 两种。碘是合成甲状腺素的重要原料。甲状腺合成甲状腺素受脑垂体产生的促甲状腺激素(TSH)调控。

1 甲状腺结节

结节就是肿块，一般将小的肿块称为结节。甲状腺结节是甲状腺内存在一个或多个结构异常的团块，是甲状腺疾病最常见的表现。增生、肿瘤、炎症都可以造成甲状腺结节，肿瘤有良性和恶性之分。

2 引起甲状腺结节常见疾病

① 结节性甲状腺肿(增生性病变)

② 甲状腺腺瘤(良性肿瘤)

③ 甲状腺癌(恶性肿瘤)

④ 桥本甲状腺炎(自身免疫性炎症)

⑤ 亚急性甲状腺炎(病毒感染)

3 正确认识甲状腺结节

大多数甲状腺结节发展缓慢，无临床表现，不需要处理。恶性结节大多数是甲状腺乳头状癌，手术后无需放化疗，部分患者辅以碘 131 治疗，预后较好。

甲状腺结节的症状

1 绝大多数甲状腺结节患者无明显症状。

2 甲状腺区疼痛并伴有压痛性肿块，有亚急性甲状腺炎可能。

3 甲状腺区见肿块突然增大且局部疼痛不适，有甲状腺肿块内出血可能。

4 甲状腺结节短期内迅速增大，并伴有声音嘶哑、呼吸困难、吞咽障碍或颈淋巴结明显肿大者，有恶性结节可能。

5 甲状腺结节伴腹泻、面部潮红者，要警惕甲状腺髓样癌的可能。

▶▶ 检查报告中的其他常见问题 ◀◀

1 甲状腺弥漫性病变

B 超检查报告常有"甲状腺弥漫性病变"的描述，顾名思义也就是整个或大部分甲状腺有病变累及，最常见的是甲状腺炎症，其次是结节性甲状腺肿。

2 甲状腺结节伴钙化

钙化是钙盐在甲状腺组织中的沉积。恶性病变和良性病变中的钙化有各自特点，可通过钙化的特点来帮助判断病变的良恶性，但恶性病变也可以没有钙化。甲状腺癌钙化的主要特点是簇状细沙样钙化。所以既不能说有钙化就是恶性，也不能说没有钙化就是良性。

3 甲状腺萎缩

萎缩性甲状腺炎也属于自身免疫性甲状腺炎的一种类型，除体格检查和 B 超检查甲状腺无肿大或萎缩外，血清 TPO–Ab、TG–Ab 明显升高，即可诊断。

甲状腺结节(肿物)健康教育处方

1 定期随访，一般 6~12 月随访一次。

2 建议做甲状腺功能检测，判断有无甲状腺功能亢进或减退以及桥本氏甲状腺炎。

3 根据结节的情况和特点，在医生的指导下做相应的检查项目。

　　◎ B 超是甲状腺检查的首选方法，此方法迅速、正确。

　　◎ 甲状腺造影、CT 和 MRI 检查用于评估甲状腺巨大肿块或恶性肿瘤与周围组织的关系。

　　◎ 同位素扫描适合有甲状腺结节伴甲亢患者。

　　◎ 细针穿刺细胞学检查是目前安全、有效及可靠地鉴别良、恶性甲状腺结节的方法，但有一定的失败率。

◎ 根据引起甲状腺结节的疾病做相应的处理。

▶▶ 心脏超声结果解读 ◀◀

1 符合冠心病改变

冠心病是冠状动脉粥样硬化性心脏病的简称，系指冠状动脉粥样硬化、管腔狭窄或阻塞、引起冠状血流和心肌需求之间不平衡的心脏病。由于心肌缺血、缺氧或坏死，可发生心绞痛或心肌梗死。本病是心血管突发危险事件的主要原因之一，多见于 40 岁以上的中老年人，发病原因与肥胖、高血压、血脂异常、高血糖或糖尿病、高尿酸血症、年龄等因素密切相关。

建议

① 定期复查血压、血脂、血糖等相关指标，控制心血管危险因素。

② 在医师指导下应用抗心肌缺血和抗血小板药物。

③ 做心电图、动态心电图、活动平板负荷心电图、心脏彩超等检查。

④ 健康教育处方：

A 纠正冠心病易患因素，如贫血、心力衰竭、高血压、高脂血症等，任何增加心肌耗氧量的药物应避免使用。

B 避免冠心病诱发因素，如饱餐、抽烟、大量饮酒、过度劳累、剧烈运动、精神紧张、情绪激动、突然寒冷刺激、便秘时用力排便等。

C 饮食应控制总热量，保持正常体重，防止肥胖。控制脂肪胆固醇，少吃肥肉、动物内脏、鱼子、禽肉皮等；摄入适量蛋白，动物蛋白和植物蛋白各占 50%；多吃蔬菜水果（糖尿病应适当控制），少喝咖啡浓茶等。

D 坚持适当运动，如散步、保健操、太极拳等。

E 出现心绞痛时应立即自救或向他人求救，频繁发生心绞痛时，应随身携带急救药物，严格限时体力活动，保持镇定情绪，及时到医院就诊。

② 关闭不全，少量反流、狭窄

建议

❶ 定期监测血压、血脂、血糖，定期复查心脏彩超，并结合临床心血管内科随访。

❷ 若有胸闷、心悸、气短，请立即到心内科咨询治疗。

❸ 无症状的轻或中度狭窄者，每 1~2 年复查一次，限制重体力劳动。严重关闭不全者，应及时到专科治疗。

③ 先心病

房间隔缺损、室间隔缺损、卵圆孔未闭、动脉导管未闭等，及时到专科就诊。

▶▶ 颈动脉超声结果解读 ◀◀

提示颈动脉硬化(斑块、狭窄、内膜增厚等)，常与高血压、血脂紊乱、年龄、生活习惯等因素密切相关。

建议

❶ 定期监测血压、血脂、血糖及心电图；使血压、血脂、血糖保持在正常水平。

❷ 清淡饮食，多吃黑木耳等食物，改善生活习惯(不吸烟、不喝酒)，低脂饮食，预防粥样斑块形成。

❸ 进行适量的体育活动，肥胖者宜减轻体重。

❹ 在医生的指导下用药，注意用药疗效。

❺ 每年复查一次颈动脉超声。

❻ 血管明显狭窄者在医生的指导下可考虑介入治疗。

▶▶ 子宫附件超声结果解读(详见妇科结果报告解读) ◀◀

乳腺检测新方法
——触诊成像检测及相关结果报告解读

自古以来，乳房是人类繁衍所依，也是女性魅力和自信所在，丰满且富有弹性的乳房，是女性魅力的最佳表现。但乳房又很脆弱，它的抵抗力比其他器官低 25%，因此乳房成了众多疾病的"温床"。乳腺疼痛、乳腺增生、乳腺肿块、乳腺癌等会直接影响女性的身体健康。目前，乳腺癌的发病率正逐年上升，已成为威胁女性健康的"头号杀手"。

触诊成像检测是一个全新的临床乳腺检查的标准化诊断成像系统。它基于组织弹性理论，利用微型压力传感器组成的具有高度灵敏性的探头触及乳腺并施加一定的压力，压力传感器可以获得由不同硬度组织产生的反作用力；将所有压力传感器同时记录的反作用力机械测量值，即压力信号转换为二维和三维数字信号；运用敏感的电子学技术和先进的计算方法，检测乳腺疾病。

目的意义

1. 提供直观、快速、二维及三维、实时动态的乳腺检查方法，实现了临床乳腺徒手触诊的可视化和标准化。

2. 提高了临床检查的敏感性和特异性。最小可检查出 2 毫米的病灶，阳性预计值（PPV）94%，实现了真正意义上的早期发现乳腺肿瘤。

3 客观、可重复的记录，最大限度地排除人为主观因素的影响，更利于进行疗效评估和预后跟踪评价。

4 检查效率高，节省时间，可在 2~3 分钟完成一个患者的检查，提高了检查效率和工作强度。

5 舒适无创，该设备提供的是纯物理检查，与超声及钼靶 X 线检查互补，提高诊断准确率，增强了患者的顺应性，使临床乳腺诊断更加准确、可靠；适用于各类女性检查。检查应避开月经期。

禁忌证

1 乳腺皮肤破损者。

2 患乳腺弥散性疾病。

常见乳腺疾病症状

疼痛   疼痛对女性的困扰不仅是生理方面，更重要的是心理方面，乳腺疼痛的主要原因是增生性疾病，而大多数乳腺肿瘤往往是无痛的。

肿块   部分女性自查发现的"肿块"，实质是增生或正常的腺体，少数是乳腺囊肿、纤维腺瘤或乳腺癌等，所以掌握正确的自我检查方法非常重要。

乳头溢液   乳头溢液的原因包括生理性和病理性两方面，前者与生理周期、生理状态等因素有关，后者与药物、垂体病变和导管内肿瘤等有关。乳腺癌出现溢液的情况并不多见，其液体的颜色一般较深，以咖啡色或血性液体为主。

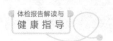

乳腺癌 乳腺癌的具体发病原因并不清楚，可能与遗传、射线、压力和不良生活方式等有关，并非单因素致病。

女性乳房自我检测方法

看 面对镜子双手下垂，仔细看乳房两边是否大小对称，有无不正常突起，皮肤及乳头是否有凹陷或湿疹。

触 左手上提至头部后侧，用右手检查左乳，以手指的指腹轻压乳房，由乳头开始按环状顺时针方向检查，逐渐向外(约 3~4 圈)至全部乳房检查完整为止，并用同样方法检查右边乳房。

卧 平躺，右肩下放一枕头，将右手弯曲置于头下，重复触法检查乳房。

拧 除了乳房，亦需检查有无腋下淋巴结肿大，最后再以大拇指和食指挤压拧乳头，注意有无异常分泌物。

乳腺检测阳性结果解读

▶▶ 乳腺纤维瘤 ◀◀

乳腺纤维瘤为乳房常见良性肿瘤，常见于 20~25 岁青年女性。多单发，生长慢，一般无症状，常在无意中或体检时发现。主要为乳房无痛性肿块，很少伴有乳房疼痛或乳头溢液。光滑、界清、触硬韧、有滑动感、无触痛。周围淋巴结不肿大，很少癌变，可肉瘤样变。

▶▶ 乳腺结节 ◀◀

在目前诸多乳腺诊断方法中，乳腺影像学诊断可提供较多的信息，并可三维体视定位行细针吸取细胞学(FNA)检查确诊，是目前乳腺癌早期诊断的手段之一。

建议

① 结合临床乳腺专科定期随访，特别是请经验丰富的乳腺外科医师定期触诊复查，可行乳腺钼靶摄片帮助诊断。

② 可根据乳腺外科医师的建议，行针吸活检术（FNA）。

③ 必要时可在局部麻醉下行结节切除加病理学检查。

▶▶ 乳腺增生 ◀◀

乳腺增生与女性卵巢功能失调有关，表现为乳房周期性胀痛，一般无需处理。若疼痛较剧，请酌情服用中药治疗，并定期复查。若乳房内有包块、溢液、触痛，请到专科进一步诊治。

脑卒中早期筛查——
脑功能检测及相关结果报告解读

随着人口老龄化进程的加快和人们生活方式的转变，脑卒中的防治形势日益严峻。脑血管功能检测能反映脑血流、血管弹性、血管管腔有无狭窄、血管外周阻力以及微循环的状况，可用于评估脑血管功能损害的综合状况和脑卒中的风险。

脑血管功能检查（CVHI）操作工作规范

核对登记规范

1. 核对和登记受检者的姓名、性别、年龄、检测项目、家庭地址、联系电话。
2. 根据《脑血管病调查与检测记录表》记录受检者高血压、高血糖、高血脂等的基本情况。
3. 备注受检者的相关检查结果，如颅脑 CT、颅脑 MRI 的结果。
4. 检查结束，汇总检测结果。

建档管理规范

1. 脑血管功能积分值低于 75 分的受检者即为脑卒中高危个体，应建立档案并进行脑血管健康管理。

2. 保存好脑卒中高危个体《脑血管病调查与检测记录表》和首次脑血管功能检测报告。

3. 为脑卒中高危个体填写《脑血管健康促进管理手册》，并要求患者每月填写其中的《脑血管健康管理自我实施记录表》，1~3 个月交回存档一次。

4. 对脑卒中高危个体每 3~6 个月电话随访一次，提醒其按时复查脑血管功能，直到脑血管功能积分大于 75 分以上。

健康教育规范

① 向脑卒中高危个体赠阅《脑卒中预防科学知识手册》，告知其基本内容。

② 告知检测者的检测报告结果，脑血管功能受损程度与脑卒中危险度。

③ 建议其遵医嘱用药物干预，按期回医院复查。

筛查人群

① 年龄大于 40 岁、健康体检者。

② 有高血压、心脏病、糖尿病、高血脂、肥胖等高危因素者。

③ 长期缺乏体育锻炼、饮食不合理、有吸烟饮酒等不良生活习惯者。

④ 家族的直系亲属中有人发生脑卒中者。

⑤ 有不明原因的头痛、头晕、肢体麻木无力等症状者。

如果有以上任何一种高危因素建议进行脑血管功能检测，评估脑卒中风险程度，实施科学的脑血管健康管理。

脑血管功能检测报告解读

脑血管功能检测报告单从两个方面进行解读，单项检测指标从不同的角度反映脑血流、血管弹性以及微循环的状况；综合积分指标反映脑血管功能损害的综合状况和脑卒中的风险。

▶▶ 脑血管功能积分 ◀◀

◎ 脑血管功能积分值是根据各单项指标检测结果计算出的综合指标，设定的分值为 100 分，当各项检测指标异常时按规则进行扣分，以 100 分减去扣除的分值即为受检个体积分值。积分值反映脑血管功能受害的综合状况，也是评估脑卒中风险的直观指标。积分值的范围为 0~100 分，最佳截断点为 75 分。

◎ 当个体的检测积分值低于 75 分时，提示脑卒中风险明显升高，分值越低，脑卒中风险越高。与积分值 75 分以上组比较，分值 50~74 分组、25~49 分组和 25 分以下组脑卒中的相对危险度分别为 5 倍、7 倍和 14 倍。

◎ 以脑血管功能积分筛查脑卒中高危个体，敏感度 80% 以上，特异度 68%，即能将 80% 的卒中事件提前预测，同时将约 70% 没有卒中风险的个体予以排除。

◎ 脑血管功能积分值低于 75 分即为脑卒中高危个体。

▶▶ 单项检测指标 ◀◀

单项指标从不同的角度反映脑血管功能，当指标异常时报告单中会显示"+"号或"-"号，判定结果时应看具体异常的指标以及偏离正常值的程度。

◎ 当单侧或双侧的最大、最小和平均流速普遍降低时，提示有明显的脑供血不足，可能存在较为严重的血管病变。

◎ 当单侧或双侧的最小流明显降低(低于同年龄组正常人参考值的50%)，尤其是同时伴有外周阻力明显升高时，提示脑血管可能存在严重病变，脑卒中的风险显著升高。

◎ 当外周阻力和脉搏波波速同时明显升高或动力学指标普遍升高时，提示脑血管弹性明显下降，可能有较严重的动脉粥样硬化。

◎ 仅脉搏波波速和特性阻抗轻度升高时，可能是疲劳、睡眠不足或过量饮酒所致的血管张力增高，多数可以逆转。但老年人也有可能是血管弹性轻度下降。

◎ 当临界压增高和(或)压差降低，提示大脑末梢循环差，临床往往有头痛、头昏等头部不适的症状。

▶▶ "假阴性"和"假阳性" ◀◀

◎ 腔梗或局部血管病变导致的脑卒中恢复后、颈动脉斑块血流基本正常或侧支循环好的患者检测结果有可能大致正常。

◎ 极个别年轻人(原因不清)、检测时血压偏高、个别过劳或血脂水平控制不佳者检测结果有可能出现假阳性或积分值偏低。

脑卒中高危个体筛查建档流程

筛查
人群

① 年龄大于 40 岁、有高血压、心脏病、糖尿病、高血脂、肥胖等高危因素者。

② 长期缺乏体育锻炼、饮食不合理、有吸烟饮酒等不良生活习惯者。

③ 家族的直系亲属中有人发生脑卒中者。

④ 出现不明原因的头痛头晕、肢体麻木无力等症状者。

(如果有以上任何一种高危因素建议进行脑血管功能检测，评估脑卒中风险程度，实施科学的脑血管健康管理)

报告
单

项目技术员为脑血管功能积分值低于 75 分的患者单独打印检测报告单，并建立健康管理档案，请专家对结果进行脑卒中风险评估。

积分值 0~24 分，脑卒中相对危险度为 14 倍；

积分值 25~49 分，脑卒中相对危险度为 7 倍；

积分值 50~74 分，脑卒中相对危险度为 5 倍。

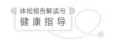
脑卒中高危个体干预管理流程

对脑血管功能积分＜75 分的高危个体进行综合干预。

生活方式干预　嘱患者合理饮食、适量运动、控制体重、戒烟限酒。

治疗与控制危险因素　对高血压、糖尿病、血脂异常、慢性病等危险因素进行控制与治疗。

药物干预　在治疗与控制危险因素的基础上，以祥鹤脑安胶囊为重点药物进行综合干预。

常见脑功能异常症状

1 脑萎缩

由于各种原因导致脑组织本身发生器质性病变而产生萎缩的一类神经精神性疾病。脑萎缩包括小儿脑萎缩、成人脑萎缩，以老年人多见。萎缩最主要的临床症状是痴呆，尤其是老年人易引起阿尔茨海默病。

2 短暂性缺血性发作(TIA)

多由于动脉粥样硬化斑块的小碎片散落在血液中，或为微栓子进入脑循环造成局灶性小梗死，出现一过性偏瘫、单瘫、感觉缺失、失语、失明等，24 小时内症状和体征均消失，但可反复发作。

3 脑血栓形成

因脑动脉粥样硬化、管腔狭窄、血流受阻而造成局灶性脑梗死，出现相应的症状和体征，如偏瘫、失语等。多在夜间或休息时发病，60~70 岁者为发病高峰人群。症状可于数小时甚至 1~2 天内加重，以后逐渐恢复 。

4 脑栓塞

因脑外血凝块(血栓碎块)、空气、脂肪、寄生虫卵等随血流进入脑部，造成急性栓塞，形成局灶性梗死，出现相应的症状和体征，如偏瘫、单瘫、失语等。多见于风湿性心脏病、二尖瓣病变的青壮年患者，其瓣膜赘生物脱落成为栓子，造成脑栓塞。缺血性脑血管病的头颅 CT 检查可见低密度的梗死灶，TIA 时可能正常，也可见腔隙性低密度梗死灶。应用血管扩张剂、钙离子拮抗剂、抗血小板聚集剂等治疗。

自我健康管理

1. 每年至少测量血压 1~2 次，如果高压(收缩压)持续大于 135mmHg 或低压(舒张压)持续大于 85mmHg，应及时就医。如果医生证实了患有高血压，建议改变不良饮食习惯，进行适当锻炼和遵医嘱用药。

2. 如果有房颤，为了降低卒中危险，在医生的指导下一般应用药治疗。

3. 降低高胆固醇也会降低卒中的危险性。胆固醇高可以通过调节饮食和进行锻炼来降低，有一些人还需要药物治疗。

4. 如果有糖尿病，控制好血糖是关键。制定一个适合患者生活方式和饮食营养的计划，同时服用一些药物，帮助控制血糖。

5. 每天快步行走至少 30 分钟，可以在许多方面提高健康水平，也可以降低卒中风险。或者选择其他适合的运动，如骑自行车、打高尔夫球、游泳、打乒乓球等，保证每天都进行有氧运动。

6. 通过减少盐和脂肪的摄入，可以降低血压，更重要的是可以减少卒中的危险性。每天保持膳食平衡，多食水果、蔬菜、谷类及适量的蛋白质。

7. 保持良好的心态、愉快的心情。

8. 如有口角歪斜、一侧肢体麻木或无力、言语不利、饮水呛咳、复视等症状，请立即就医。

9. 高血压、高血脂、高血糖是造成动脉粥样硬化的重要危险因素，所以控制这些危险因素是预防脑卒中的关键因素。定期体检能有效控制或减缓脑卒中的发生。

呼气试验
——幽门螺杆菌检测及相关结果 报告解读

幽门螺杆菌感染的症状

　　幽门螺杆菌感染的症状主要是反酸、胃灼热以及胃痛、口臭。幽门螺杆菌能够引起慢性胃炎，主要表现有上腹部不适、隐痛，有时发生嗳气、反酸、恶心、呕吐的症状，病程较为缓慢，但是容易反复发作。因此，根除幽门螺杆菌便成为治疗消化道疾病的关键措施。临床除了化验血以外，^{13}C 和 ^{14}C 呼气试验是常用的检测是否存在幽门螺杆菌的方式。此方法具有无痛、无创、快速简便、无交叉感染的优点，准确率达 95% 以上，在临床上已被广泛推广应用。

呼气试验

　　呼气试验测试仪用于对呼气中 ^{13}C、^{14}C 的分析检测。正常人的胃中不存在尿素酶，且尚未发现其他种类的细菌存在，若人胃中存在尿素酶则说明幽门螺杆菌存在。患者口服尿素 ^{13}C 或 ^{14}C 后，如果胃中有幽门螺杆菌，其产生的尿素酶能迅速将尿素分解为 CO_2 和 NH_3，CO_2 经血液进入肺而被呼出体外。收集体检者呼出的 CO_2，测量呼气中 $^{13}C/^{14}C$ 同位素比值的变化，即可诊断胃内有无感染幽门螺杆菌。

👩‍⚕️ 适应证

1. 消化不良初诊者，临床怀疑有幽门螺杆菌感染者。
2. 急慢性胃炎，胃、十二指肠溃疡，黏膜相关性淋巴组织淋巴瘤患者。
3. 预防胃癌或有胃癌家族史者。
4. 幽门螺杆菌根除治疗后疗效评价和复发诊断。
5. 长期使用 NSAID(非甾体抗炎药)类药物者等。
6. 幽门螺杆感染的流行病学调查与筛选。

👨‍⚕️ 操作流程及判断标准

▶▶ ^{14}C 尿素呼气试验操作流程 ◀◀

1. 受试者应空腹或进食 2 小时后受试，用约 20ml 凉水送服 ^{14}C 尿素胶囊 1 粒。
2. 等候 15~25 分钟左右(不做剧烈运动)。
3. 到医护人员处领取集气剂和一次性吹气管。
4. 开启集气剂，将吹气管细的一端插入集气剂的液面以下。
5. 受试者嘴含吹气管粗的一端向集气剂内吹气，力度适中、平稳。可以换气，但严禁倒吸，不可将液体溅出，不可将唾液吹入集气剂内。
6. 集气剂由橙红色变成黄色时停止吹气，若超过 3 分钟未完全变色，亦停止吹气，盖好瓶盖，将一次性吹气管放置在指定地点。
7. 集气剂交于检验医生，等待测量结果。

▶▶ ^{14}C 尿素呼气试验判断标准 ◀◀

DPM ≥ 100dpm/mmolCO$_2$　　　　Hp(＋)阳性

DPM < 100dpm/mmolCO$_2$　　　　Hp(－)阴性

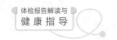

▶▶ ^{13}C 尿素呼气试验操作流程 ◀◀

1 受试者应空腹或进食 2 小时后受试。

2 受试者维持正常呼吸，先吸一口气，屏住呼吸 10 秒钟，然后呼出前半段气体，再把肺部的末端气体全部吹进蓝色集气袋内，盖紧集气袋。

3 用约 80~100ml 凉水送服 ^{13}C 尿素胶囊 1 粒。

4 等候 30 分钟左右，再收集第二袋气体。

5 收集 30 分钟的气体，同第一步骤，吹进粉色集气袋内。

6 将两袋气体交于医护人员，在专用的仪器上进行检测，仪器自动给出检测结果。

▶▶ ^{13}C 尿素呼气试验判断标准 ◀◀

DOB 值 ≥ 4.0　　　　　　Hp（＋）阳性

DOB 值 < 4.0　　　　　　Hp（－）阴性

幽门螺杆菌的危害

　　幽门螺杆菌感染率是随着人们的年龄增长而增高，与社会经济水平、人口密集程度、公共卫生条件及水源供应有关。幽门螺杆菌感染在家庭内有明显的聚集现象。父母感染了幽门螺杆菌其子女的感染机会比其他家庭高得多，对感染幽门螺杆菌的家庭调查提示，有幽门螺杆菌感染者家庭中的"健康人"，幽门螺杆菌抗体阳性率为 64%，明显高于同年龄组无幽门螺杆菌感染者家庭的"健康人"(13%)。

与幽门螺杆菌相关的疾病

　　慢性胃炎、消化性溃疡、胃癌、功能性消化不良、冠心病、皮肤病(慢性荨麻疹、酒渣鼻等)。

⚠ **注意事项**

下列因素可导致假阴性，应予避免。

◇ 受检者在近一个月内使用了抑制 HP 的药物，如抗生素、铋剂等。

◇ 受检者在近一周内曾有上消化道出血的病史。

◇ 受检者没有空腹，胃中有食物，口服 ^{14}C 尿素胶囊难以与胃黏膜接触。

◇ 孕妇、哺乳期妇女尽量不做此试验（^{13}C 除外）。

👤 安全性

很多人对 ^{14}C 尿素呼气试验的安全性存在疑虑，觉得有辐射，不够安全。其实 ^{14}C 在自然界广泛存在，空气、土壤、水体、动植物甚至人体中都含有天然的 ^{14}C。其辐射量极弱，做一次检查照射剂量不及坐 1 小时飞机旅行受到的辐射，其辐射几乎可以忽略不计，可见其危害之小。它的生物半衰期极短，48 小时可基本排出体外，所以不会对人造成长期影响。

👤 部分专家共识

幽门螺杆菌胃炎无论有无症状、伴或不伴有消化性溃疡和胃癌，均应该定义为一种感染性疾病。针对感染者应采取根除治疗，除非有抗衡方面考虑；根除幽门螺杆菌可降低胃癌发生风险。降低风险程度取决于根除治疗胃黏膜萎缩的严重程度和范围；在胃黏膜非萎缩阶段，根除幽门螺杆菌可最大获益。

骨密度检测及相关结果报告解读

骨密度，全称"骨骼矿物质密度"。骨密度是骨质量的一个重要标志，反映骨质疏松程度，是预测骨折危险性的重要依据。骨质疏松症的发病以65岁以上女性居多。由于骨质疏松症少有自觉症状，不易早期察觉。一旦发生骨折说明骨质疏松程度已相当严重，治疗也较为困难，因此，预防应越早越好。一般情况下，应先做一次骨质密度筛查，了解自身目前的骨质状况，如结果正常，可每2年检查一次，如结果不正常，应根据医师建议给予相对的治疗及定期复查。

骨质疏松高危人群

老龄，女性绝经者，有母系家族史(尤其是髋部骨折史)者，低体重者，性激素低下者，吸烟，过度饮酒或饮咖啡者，体力劳动少者，饮食中缺乏钙和维生素 D 者，有影响骨代谢的疾病者，服用影响骨代谢的药物者。

哪些人群应做骨密度测定

1. 女性 65 岁以上和男性 70 岁以上，无其他骨质疏松危险因素者。
2. 女性 65 岁以下和男性 70 岁以下，有 1 个以上危险因素者(绝经后、吸烟、过度饮酒或咖啡、体力活动缺乏、饮食中缺乏钙和维生素 D)。

102

③ 有脆性骨折史或脆性骨折家族病史者。

④ 各种原因引起的性激素水平低下者。

⑤ X 线显示骨质疏松改变者。

⑥ 接受骨质疏松治疗需要进行疗效监测者。

⑦ 有影响骨矿代谢的疾病(肾功能不全、糖尿病、慢性肝病、甲状旁腺功能亢进等)或服用可能影响骨矿代谢的药物(如糖皮质激素、抗癫痫药物、肝素等)者。

指标分析

骨密度是骨骼强度的一个重要指标,以 g/cm^2 表示,是一个绝对值。在临床使用骨密度值时由于不同的骨密度检测仪的绝对值不同,通常使用 T 值判断骨密度是否正常。

T 值＞ –1	正常
T 值在 –1~2.5 之间	骨量减少
T 值＜ –2.5	骨质疏松症
T 值＜ –2.5,同时伴有一个以上部位的骨折	严重骨质疏松

温馨提醒

🙍 一般情况下,使用激素的患者,每隔半年做一次骨密度检查。如果要看骨质疏松症的治疗效果,每隔一年检查一次即可。

🙍 儿童、青少年、怀孕和备孕者不建议做骨密度检测。

骨质疏松结果报告解读

骨质疏松是一种退化性疾病,随年龄增长,患病风险增加。骨量低下、骨的微结构损坏会导致骨脆性增加,容易发生以骨折为特征的全身性骨病,以绝经期妇女和老年人多见。

建议

① 调整饮食结构,多食含钙高、低盐和适量蛋白质的膳食。

② 适当的户外活动,多晒太阳,有利于骨骼健康。

③ 对骨质疏松者进行肢体活动评估,必要时给予防跌倒措施,

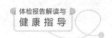

增设对环境和自身的保护设施(例如拐杖、护腕护膝等)。

④ 戒烟限酒，不要经常喝碳酸饮料。

⑤ 多运动，每次运动 30~40 分钟，每周 3~5 次有助于维持骨密度。

⑥ 在医生的指导下，检测血中骨钙素 –N 端肽，及时补充钙和维生素 D。从儿童期开始，合理补充钙和维生素 D。

动脉硬化检测及相关结果报告解读

动脉硬化是动脉的一种非炎症性病变，由多种原因引起的动脉管壁增厚、变硬，失去弹性和管腔狭小，继而出现一系列临床症状。

动脉硬化结果报告解读

动脉硬化常与高血压、血脂紊乱、糖尿病、肥胖、吸烟、饮酒、运动不足以及年龄等因素密切相关，多见于中老年人。四肢动脉硬化其本身的临床意义不大，但可能合并全身重要脏器如心、脑、肾的动脉硬化(动脉粥样硬化、小动脉硬化)，出现头晕头疼、记忆力减退、睡眠障碍等，因此要提高警惕。

建议

❶ 定期监测血压、血脂、血糖等指标并使这些指标保持在正常水平。

❷ 调整饮食结构，限制脂类的摄入，改变不良生活习惯(不吸烟、不喝酒，不吃油煎、烧烤食物及动物内脏)。

❸ 提倡饮食清淡，多食富含维生素 C(如新鲜蔬菜、瓜果)和植物蛋白(如豆类及其制品)的食物。

❹ 根据自身情况进行合适的体育活动，体育活动量需根据自身身体情况而定，要循序渐进，不宜做剧烈运动，活动时间

应不短于30分钟，可"一次性完成"或分3次进行(每次10分钟)。

⑤ 尽量释放压抑紧张情绪，保持乐观的心态和轻松愉快的心情。

⑥ 40岁及以上人群至少每年体检一次；从儿童期开始，合理补充钙和维生素D，少食高胆固醇、高动物性脂肪的食物，避免摄食过量引起发胖。

⑦ 定期检查心、脑、肾等重要脏器的功能；在医生的指导下，积极治疗与本病有关的疾病，如高血压、肥胖症、高脂血症、痛风、糖尿病、肝病、肾病综合征等。

肺功能检测及相关结果报告解读

　　肺功能检查是指在不限时间的情况下；一次最大吸气后再尽最大能力所呼出的气体量，这代表肺一次最大的机能活动量，是反映人体生长发育水平的重要机能指标之一，包括通气功能、换气功能、呼吸调节功能及肺循环功能等。通过检查了解肺部功能，对于早期检出肺、气道病变，评估疾病的病情严重程度及预后，评定药物或其他治疗方法的疗效，鉴别呼吸困难的原因，诊断病变部位、评估肺功能对手术的耐受力或劳动强度耐受力及对危重患者的监护等方面有重要的指导意义。

特点

1 肺功能检查是一种物理检查方法，对身体无任何损伤，无痛苦和不适。

2 肺功能检查具有敏感度高、重复检测方便和患者易于接受等优点。

3 与 X 线胸片、CT 等检查相比，肺功能检查更侧重于了解肺部的功能性变化，是呼吸系统疾病的重要检查手段。

适应证

1. 长期吸烟者。

2. 呼吸困难者，慢性咳嗽和咯痰者，早期检出肺、呼吸道病变者。评估肺部疾病的病情严重程度。

3. 在特殊环境工作者，呼吸道疾病患者。

4. 外科手术前评估手术耐受力以及术后发生并发症的可能性。

5. 体检、劳动强度和耐受力的评估等。

禁忌证

1. 怀疑有开放性传染疾病的可能，如活动性肺结核。

2. 软弱无法坐立、年龄太大且体弱重听反应迟钝者。

3. 正处于呼吸困难，如气喘发作、肺气肿、肺心病、肺大泡或使用氧气者。

4. 无法配合者。

5. 生命体征不稳者。

6. 近期有心脏病发作或咯血情况者。

检查过程中的注意事项

1. 尽可能含紧口嘴，保证测试过程中不漏气。

2. 注意配合操作医生的口令，做呼气和吸气动作。

3. 尽最大可能吸气，然后以最大力量、最快速度呼出气体。

指标分析

所有的指标都要在预计值的 80% 以上，肺活量最主要的几个指标如下。

1. 限制性通气障碍指标：用力肺活量，VC < 80% 预计值。

2. 阻塞性通气障碍指标：FEV1(1 秒量)/ 用力肺活量 < 70%。

3. 小气道障碍指标：FEF 25%，FEF 50%，FEF 75% < 70% 预计值。

❶ 建立健康科学的生活方式，要戒烟限酒。

❷ 多食健肺的食物，例如白萝卜、燕窝、梨、杏仁、百合、白
果、银耳、玉竹等。

❸ 运动可以提高肺活量、增强免疫力，例如慢跑、打太极拳、
快步行走等。

❹ 保持心情舒畅，遇事要心态平和。

❺ 不过度劳累，不到空气污染的地方，慎用可能会伤肺的药物。

❻ 要积极预防感冒及其他呼吸道疾病。

❼ 出现呼吸道疾病时，积极就医，在医生的指导下治疗。

❽ 定期复查肺功能。

▶▶ (附)肺活量指标分析 ◀◀

不同年级学生肺活量及格范围

年级	性别	
	男生	女生
一年级	700~1240	600~960
二年级	800~1430	700~1150
三年级	900~1620	800~1340
四年级	1100~1820	900~1530
五年级	1300~2110	1050~1770
六年级	1500~2400	1200~2010
初一	1700~2780	1350~2250
初二	2000~3080	1500~2400
初三	2300~3380	1650~2550
高一	2600~3680	1750~2650
高二	2800~3880	1850~2750
高三	3000~4080	1950~2580
大一大二	3100~4180	2000~2900
大三大四	3200~4280	2050~2950

成年男子肺活量约为3500毫升，女子约为2500毫升。壮年人的肺活量最大，幼儿和老年人较小。

人体成分分析检测及相关结果报告解读

人体成分分析检测是以全新 DXA 法统计为基础，测量人体成分。体脂肪、体重、BMI(身体质量指数)、非脂肪量等各项健康指数可有效指示身体的健康状况。

成分分析

▶▶ 身体成分分析 ◀◀

身体水分(L)、蛋白质总量(kg)、骨总量(kg)、脂肪总量(kg)。

▶▶ 脂肪分析 ◀◀

身高(cm)、体重(kg)、肌肉量(kg)、身体脂肪量(kg)、身体脂肪比率(%)、腰臀脂肪比率(%)。

▶▶ 身体水分分析 ◀◀

▶▶ 综合评估 ◀◀

肌肉类型、营养状况、上下均衡、左右均衡。

▶▶ 体量控制 ◀◀

目标体重　提示被检测者应达到的正常目标体重。

体重控制　需要增加或减少的体重重量值。

脂肪控制　需要增加或减少的脂肪重量值。

肌肉控制　需要增加或减少的肌肉重量值。

▶▶ 健康评估 ◀◀

◎了解机体的营养状况(机体内细胞内液、细胞外液、蛋白质、脂肪以及矿物质的含量)、蛋白质总量、骨总量、脂肪总量等是否正常。

◎了解儿童肌肉发育的类型、四肢匀称的程度。

◎了解并检测青少年体质与健康状况，制定切实可行的锻炼计划。

◎了解不同类别人群体成分的差别，可对机体进行健康评估。区分肌肉型超重和肥胖，寻求最佳控制体重的方法，合理地减轻和控制体重，从而保持最佳体能，准确把握训练的效果，为制定训练计划提供科学依据。

◎指导能量摄入和膳食中营养素摄入的比例，指导采取营养恢复措施，促进肌肉的最大合成。

◎评价理疗康复的效果，指导科学训练、科学康复、科学营养。

◎了解环境、营养及其他因素对身体成分的影响。

◎作为降低心血管病、糖尿病、某些癌症和慢性疾病发病率的重要预防措施。

目的意义

⚠ **注意事项**

◇ 应空腹测量

如果测量前曾进食，则应该至少间隔 2 小时后再进行测量，因为食物的重量会被当成是身体的重量而造成计算误差。

◇ 测量前应排空大小便

虽然膀胱和肠道内容物不会被计入身体成分，但其重量会被计入身体重量，从而影响测量结果。

◇ 运动后不宜立即进行测量

力量练习和剧烈运动都可以引起体成分的暂时性变化。

◇ 测量前静立 5 分钟左右

躺或坐较长时间后立即进行测量，结果会不够准确，因为从卧位或坐位站立起来之后身体中的部分水分会逐渐向下肢转移，需要一段时间来达到平衡。

◇ 淋浴或桑拿后不宜立即测量

出汗会导致体成分发生暂时性变化。

◇ 女性月经期间不宜进行测量

经验表明女性在月经期间身体水分会增加。

◇ 测量环境应保持适宜的温度(20~25℃)

人的身体成分在适宜温度下比较稳定，过热或过冷都会造成身体成分的不稳定。

◇ 重复测量应使测试条件与上一次测量尽可能一致

保持测量条件的一致(包括穿着同样的衣服、空腹测量或运动前测量等)能够最大程度保证测试结果的一致性和可比性。

◇ 尽可能在上午进行测量

人体站立较长时间时体水分会积聚于下肢，下午时此现象会更明显。

◇ 禁止佩戴金属制品等

体内佩戴心脏起搏器(Pacemaker)等电子医疗仪器和金属制品者请勿使用。

标准体成分理想范围

标准范围	男性	女性
体重	理想体重的 85%~115%	理想体重的 85%~115%
骨骼肌	理想骨骼肌的 90%~110%	理想骨骼肌的 90%~110%
体脂肪	理想体脂肪的 80%~160%	理想体脂肪的 80%~160%

体成分检测结果报告解读

测试报告采用能够使受试者容易理解，并易于根据测试结果接受指导意见的方式来编写，指导者可以根据测试结果柱状图的长度及形状对受试者的健康情况进行解释及评价。

如果受试者的体重、骨骼肌及体脂肪的测试结果柱图构成了一个字母"D"的形状，则可以认为该受试者的体成分是非常理想的。此种情况下受试者骨骼肌柱图长度超过体重和体脂重量柱图长度。相反，如果骨骼肌柱图长度短于体重和体脂重量柱图长度，则结果柱图构成一个字母"C"的形状，则提示受试者该控制体重了。

正常体重肌肉型　　此种体成分类型的结果构成一个"D"形，是最理想的体成分状态。当然，这并不等于说受试者今后就能够一直保持此种体成分状态。随着年龄的增长，内脏脂肪通常也会增加，因此需要通过定期连续监测以保证受试者能够一直保持健康的体成分状态。

正常体重肥胖型　　此种体成分类型是最不理想的体成分状态，三种体成分结果构成一个"C"形。受试者的体重虽然在正常范围内，并不属于肥胖，但其体成分状态不够理想。通过简单的减重手段很难得到理想的体型，因此还需要医生在减重方面给予指导。这种体成分类型的人应该通过运动来得到理想的体型，而且不必减少体重，只需要减少身体脂肪重量，同时增加骨骼肌重量即可。许多体脂过多的成年人都属于此种体成分类型，虽然体重正常，但他们内脏脂肪的增加同样会增加心血管疾病发生的概率。

正常体重虚弱型　　此种体成分类型虽然体重在正常范围内，但健康状况并不理想。其骨骼肌重量柱图低于理想值范围，而体脂重量则在正常范围，三种体成分结果构成"C"形。拥有这种体型的人应被评定为"体弱"型，而不是"肥胖"型(虽然他们的体型类似肥胖)。这种类型的受试者往往是内脏或肌肉缺乏蛋白质，导致这种状况的原因通常是缺乏运动，缺乏足够的蛋白质摄入量，或者伤病与疾病导致的代谢速度加快。受试者可能出现的症状包括水肿、肌肉细胞分解、神经系统改变，继发性感染以及儿童呆小病。

113

这类低体重、体弱类型的人很少会患上"慢性习惯性疾病"（如心血管疾病等）。然而，如果他们维持这种体质的时间过久，就难免会出现其他健康问题，如消化不良、因食欲差而导致的营养不良、肠道蛋白质丢失而导致的营养不均衡、代谢紊乱以及其他一些不良副作用。

此种体成分类型是体重低于正常范围，骨骼肌发达的类型。然而，体内的脂肪不仅能够储存能量，还能帮助吸收脂溶性维生素，同时还能保持健康皮肤和发质。除此之外，它对构件细胞组织也很重要，因此，此种体成分类型的人不应该再减少体脂。

肥胖会导致多种疾病，被诊断为肥胖的人易患心血管梗死、局部瘀血、心功能衰竭以及高血压。另外，肥胖与非胰岛素依赖型糖尿病（NIDDM）的相关性很高，肥胖患者也比健康人更易罹患大肠癌、直肠癌，男性肥胖患者易患前列腺癌。除此以外，肥胖患者还存在其他一些潜在问题，例如运动耐力下降、骨关节炎以及肺功能下降。

运动员通常是肌肉发达的超重类型，如果采用 BMI 指数法计算，通常会被划分为肥胖型一类。他们超重的原因其实是因为骨骼肌重量大，因此并不需要减重。

超体重肥胖型大多为严重肥胖者。超重者的骨骼肌重量之所以超过正常范围并非是因为通过运动训练使肌肉发达，而是身体的所有成分都超过了正常范围。因此这种慢性肥胖者需要接受治疗，通过减重措施减去身体脂肪重量，主要目的是治疗或预防肥胖的各种并发症，而并非仅仅是为了塑造体形。

糖尿病风险检测（AGE）及相关结果报告解读

　　糖尿病是一组以血浆葡萄糖水平升高为特征的代谢性疾病群。随着人们生活方式的改变及人口老龄化，糖尿病和心血管疾病等慢性非传染性疾病呈流行态势。糖尿病不仅会给患者本人带来肉体和精神上的损害并导致寿命的缩短，同时还会给家庭、国家带来沉重的经济负担。通过糖尿病风险评估，可以预测糖尿病的发病风险，起到及早发现、及早诊断、尽早治疗的目的。

检测 AGE 的意义

1. 预测健康人群未来患糖尿病的风险大小。
2. 实现糖尿病的一级预防，早发现、早干预。
3. 反映糖尿病及相关并发症的严重程度，优化治疗方案。

需要检测糖基化终产物（AGE）的人群

1. 年龄 ≥ 40 岁。
2. 有糖调节受损史。
3. 超重（BMI ≥ 24kg/m^2）或肥胖（BMI ≥ 28kg/m^2）和（或）中心型肥胖（男性腰围 ≥ 90 厘米，女性腰围 ≥ 85 厘米）。

④ 长期久坐者。

⑤ 有 2 型糖尿病家族史。

⑥ 有巨大儿(出生体重 ≥ 4kg)生产史或妊娠糖尿病史的女性。

⑦ 高血压 [收缩压 ≥ 140 mmHg 和(或)舒张压 ≥ 90mmHg(1mmHg = 0.133kPa)] 或正在接受降压治疗者。

⑧ 血脂异常 [高密度脂蛋白胆固醇(HDL-C) ≤ 0.91mmol/L(≤ 35mg/dl)、甘油三酯 ≥ 2.22mmol/L(≥ 200mg/dl)] 或正在接受调脂治疗者。

⑨ 动脉粥样硬化性心脑血管疾病患者。

⑩ 有一过性类固醇糖尿病病史者。

⑪ 多囊卵巢综合征(PCOS)患者。

⑫ 长期接受抗精神病药物和(或)抗抑郁药物治疗的患者。

异常检测结果报告解读

① 如果不是糖尿病患者,则提示患糖尿病或糖尿病前期以及未来数年发生病变的风险较高,注意保持良好的生活方式,适度增加运动量,减少吸烟、饮酒,改掉熬夜等不良生活习惯并减少食物中 AGE 的摄取量,防止 AGE 的进一步累积。

② 若是糖尿病患者,注意保持良好的生活方式,并在医生的指导下积极控制血糖和体重,适当运动及控制血压、血脂,防止并发症的发生。

③ 建议每年进行此项检查 1~2 次,评估身体健康状况。

CT 检查及相关结果报告解读

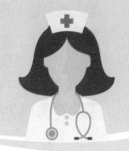

应用范围

CT 对所有器质性疾病都可以进行检查，尤其对密度差异大的器质性占位病变都能检查出来并作出定性诊断。但最适于 CT 检查的是脑部疾病，其中对肿瘤、出血及梗死等检查效果最好；其次是腹部实质脏器的占位病变，如肝、脾、胰、肾、前列腺等部位的肿瘤；对乳腺、甲状腺等部位的肿块也能显示并作出诊断；也可对胸腔、肺、心腔内的肿块，脊柱、脊髓、盆腔、胆囊、子宫等部位的肿块进行检查。

适应证

CT 诊断一般为平扫 CT、增强 CT 和脑池造影 CT。现在更多用于 50 岁以上人群每年体检做肺部低剂量薄层 CT 的检测，对肺癌筛查十分有意义。

禁忌证

┌─── 禁忌证 ───┐

1 碘造影剂过敏。
2 严重肝、肾功能损害。
3 重症甲状腺疾患(甲亢)。

117

慎做人群

1. 肾功能不全者。
2. 糖尿病、多发性骨髓瘤、失水状态、重度脑动脉硬化及脑血管痉挛、急性胰腺炎、急性血栓性静脉炎、严重的恶病质以及其他严重病变。
3. 哮喘、花粉症、荨麻疹、湿疹及其他过敏性病变。
4. 心脏病变，如充血性心衰、冠心病、心律失常等。
5. 既往有造影剂过敏及其他药物过敏的患者。
6. 1 岁以下的幼儿及 60 岁以上老人。

CT 阳性结果报告解读

▶▶ 提示慢性支气管炎合并肺气肿 ◀◀

此病为呼吸系统常见的多发病，老年人发病率较高，在西北寒冷地区多见。如不加干预，可出现肺源性心脏病等，严重影响生活质量。

建议

1. 注意保暖，避免感冒。
2. 积极防治呼吸道感染。
3. 保持气道通畅，戒烟、忌酒及少吃油腻食物。
4. 锻炼呼吸功能，以维护肺功能。
5. 保持乐观的情绪。
6. 呼吸科门诊随访。

▶▶ 提示脑梗或阴影 ◀◀

建议

应进一步专科就诊。

320 排心脏 CT 检查

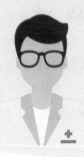

通过冠状动脉 CT 检查可以显示冠状动脉狭窄，评价冠状动脉粥样硬化斑块，排除冠状动脉狭窄、主动脉夹层、肺动脉栓塞、脑卒中及其他致命性疾病。冠状动脉支架植入术后，可评价冠状动脉桥血管、冠状动脉畸形和变异、左室功能等。其放射量、造影剂使用量、运行成本、整体检查费用均较低，但覆盖范围大，图像清晰，诊断更快捷、更安全、更准确。

适宜人群

① 健康体检者。

② 心血管疾病筛查和诊断者。

检查前注意事项

1 检查前有口服二甲双胍类药物需要停药三天。

2 携带以往相关的检查结果。

3 检查前 4 小时空腹。

4 携带近期心电图结果。

检查时注意事项

① 检查时听从技术人员的指导，保持体位不动，配合检查进行。

② CT 机上配有对讲机，在检查中如有不适或发生异常情况，应立即告知医生。

③ 在检查前与医生做好沟通，了解 CT 检查的全过程，注意在检查中做好配合工作。

④ 检查后三天内多饮水，以加速造影剂排泄。

胃肠镜检查

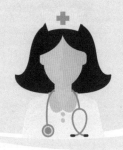

胃肠镜检查是诊断胃、肠道疾病的重要方法，是直接检查和诊断胃肠疾病最重要的检测手段。40 岁以上、家族有相关疾病人群出现肠胃不适，一定要及时到医院检查。胃肠镜检查图像清晰且有放大功能，分辨率高，可以发现微小病变，并可对可疑组织进行活检，对早发现肠胃癌具有重要意义。

优势

无痛肠胃镜检查无死角、无损伤、诊断率高、安全、省时；患者检查前不紧张，检查时无不适，检查后患者恢复速度快，不会留下"心理阴影"，从而比较有效地发现病变。胃肠镜技术主要用于检测人体是否患有消化道疾病，新无痛胃肠镜采用的是一种新的无痛技术，使患者可在无痛状态下完成检查和治疗。整个胃镜检查和结肠镜检查都只要几分钟。

适应证

凡属上消化道(食道、胃、十二指肠、小肠、大肠等)疾患均可进行胃肠镜检查。比如常见的食道炎、胃癌、十二指肠溃疡、息肉、上消化道出血、胃炎、异物和胃溃疡等。

胃镜检查注意事项

1. 检查前的一个晚上饮食清淡。
2. 检查当天早上禁食和水。
3. 专人陪同胃镜室做检查。
4. 检查结束 2 小时后可以进温热的流食。没有取活检者第二天可以正常饮食，取活检者 3~5 天内避免辛辣刺激性食物。

肠镜检查注意事项

1. 需要当日清晨口服泻剂(甘露醇)和糖盐水等，排空肠道粪渣。
2. 携带心电图检查结果，在医务人员的陪同下，完成这项检查。
3. 检查结束 4 小时后可以进温热的流食。没有取活检者第二天可以正常饮食，取活检者 3~5 天内避免辛辣刺激性食物。

无痛胃肠镜检查

无痛胃肠镜采用的是一种新的无痛技术，使顾客在无痛的状态下，完成整个检查和治疗过程。正常情况下，整个过程胃镜只需 20~30 分钟，结肠镜只需要 30~50 分钟，检查和治疗后，一般需要观察休息 30 分钟左右，即可回家。做胃镜检查前 6 小时内不能吃任何食物，肠镜检查则需要吃些泻药清洁肠内容物，便于胃肠镜的观察。做麻醉前评估，对高龄、有心肺基础病者，需要做心电图、肺功能检查，并在当日携带相关报告在进行麻醉前评估。

无痛胃镜注意事项

1. 上午检查者：前一晚 12 点后禁食水。
2. 下午检查者：当天早上 8 点后禁食水。
3. 需活检者：若服用抗凝药物，请在医生的指导下停药七天。

👨‍⚕️ 无痛肠镜注意事项

检查前

❶ 肠镜检查前一般在前 2~3 天开始，低纤维饮食，前一天流质饮食，检查前 6~8 小时口服泻药。

❷ 2 小时内喝完泻药，之后饮水并运动，解清大便，但在检查前 6 小时不能吃东西和饮水。

❸ 如检查前末次排出的不是水样便，为确保检查质量与患者安全，应重新预约检查时间。

❹ 需活检者若服用抗凝药物，请在医生的指导下停药 7 天。

检查当日

提前半小时携带预约单和相关检查结果到医院科室前台登记等候。

检查开始

❶ 再次评估。

❷ 进行静脉给药。

❸ 医生开始检查。

❹ 检查治疗结束，清醒后回家。

取报告

在检查后 30 分钟出内镜彩图报告。需要做病检者，7 个工作日可领取报告。按照医生的建议或者遵医嘱，前往相关科室进一步检查诊治。

👩‍⚕️ 受检者担心的问题

需要注射麻药，对人体有没有影响

无痛胃肠镜所使用的的静脉麻药代谢很快，6 小时以内完全分解代谢，对人体神经系统不会带来任何后遗症，尽管有少部分

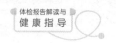
人会有"一过性认知障碍",但很短时间就会消失。所以大家不要担心记忆力会下降,引起阿尔茨默病等副作用。

做完胃肠镜后多长时间可以进食,吃什么合适

一般胃肠镜取活检后,4小时后可以饮水或进流食。三天内吃流食或者半流为主,温热或者半凉食用。避免辛辣刺激、过硬、过热、过凉、生食,以促进创面愈合。

多长时间做一次胃肠镜

正常情况下,胃肠镜检查不要作为常规体检项目,一般高危人群建议每年都检查一次;如果有溃疡、上皮增生或息肉等慢性增殖性改变者,一般3~6个月做一次。

磁共振检查

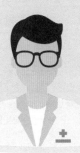

磁共振成像(MRI)是利用射频电磁波对置于磁场中的物质进行激励，发生磁共振，用感应线圈采集共振信号，经计算机按一定数学方法重建成像的一种成像技术。目前，已广泛应用于全身各系统的检查，其中以中枢神经系统、心血管系统、肢体关节和盆腔等效果最好，在医学上发挥不可代替的作用。

适应证

1. 神经系统病变：对病变的定位、定性诊断较为准确、及时，可发现早期病变。

2. 心血管系统：可诊断心血管疾病、心肌病、心包肿瘤、心包积液以及主动脉附壁血栓、内膜片的剥离等。

3. 胸部病变：能清晰反映纵隔内的肿物、淋巴结以及胸膜病变等。

4. 腹部器官：肝癌、肝血管瘤、肝囊肿、胰腺癌、胆道疾病及其他腹腔内肿块的诊断与鉴别诊断，尤其是腹膜后的病变。

5. 盆腔脏器：子宫肌瘤、子宫其他肿瘤、卵巢肿瘤，盆腔内包块的定性定位，直肠、前列腺和膀胱的肿物等的诊断。

6. 骨与关节：可诊断骨内感染、肿瘤、外伤、退行性病变与病变范围，尤其对一些细微的改变如骨挫伤等有较大价值。

7. 全身软组织病变：对于神经、血管、淋巴管、肌肉、结缔组织的肿瘤、感染、变性病变等，皆可作出较为准确的诊断。

⚠ 注意事项

◇ 磁共振设备周围(5 米内)具有强大磁场，严禁患者和陪伴家属将所有铁磁性的物品及电子产品靠近或带入检查室。物品包括：所有通讯类物品；各种磁性存储介质类物品；手表、强心卡及其配贴；掌上电脑、计算器等各种电子用品；钥匙、打火机、金属硬币、刀具、钢笔、针、钉、螺丝等铁磁性制品；发夹、发卡、眼镜、假眼、金属饰品、不明材质的物品；易燃易爆品、腐蚀性或化学物品、药膏、潮湿渗漏液体等物品等。

◇ 体内安装、携带以下物品及装置的患者(包括陪伴家属)，不能进入磁体间，否则有生命危险。包括心脏起搏器、除颤器、心脏支架、金属夹、植入体内的任何电子装置等。

◇ 有幽闭恐惧症、怀孕期者，需生命支持及抢救的危重患者无法行磁共振检查。有各种手术史(特别是器官移植、心肾手术史)患者及家属需于检查前特别声明，以策安全。

◇ 对具有固定假牙、纹身、节育器、纹眼线、留存在体内的钛合金物体(如脊柱钛合金固定装置)等患者应于检查前通知医生，根据具体情况决定可否进行磁共振检查。

◇ 做颈、胸、腰、腹、髋等部位磁共振检查的患者，应先除去有铁钩、铁扣和拉链的衣裤、内衣、化纤织物、皮带等物品及装饰物品，应身穿纯棉质料的衣裤进行检查为宜；腹部检查患者检查前三天内禁服含金属离子类药物，检查前 12 小时空腹，禁食和水。

◇ 磁共振检查属无损性检查，对人体无辐射伤害。但检查时机器噪音较大，此为正常现象，请患者和家属做好心理准备，不要慌乱，保持绝对静止不动。

◇ 受检者请携带其他相关影像学检查资料(如 X 线、CR、CT、MR 片等)，以资参考。

PET-CT 检查

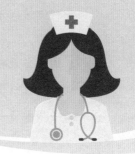

PET-CT 是目前唯一可在活体上显示生物分子代谢、受体及神经介质活动的新型影像技术，现已广泛用于多种疾病的诊断、病情判断、疗效评价、脏器功能研究等方面。有着灵敏度高、特异性高、全身显像、安全性好等特点。

目的

1. 能早期发现肿瘤，能对肿瘤定性、定位、定级、定期及评价治疗效果。
2. 对癫痫病灶可准确定位，对抑郁症、帕金森病、阿尔茨海默病等有独特的检查方法。
3. 确定冠脉搭桥手术的适应证，可诊断隐匿性冠心病。

注意事项

◇ 检查前一天需与 PET-CT 中心联系，了解注意事项，预约检查时间等。

◇ 检查前 6 小时禁食、禁酒及饮料，避免剧烈或长时间运动。检查前禁用葡萄糖类的药物及营养液，可以喝白开水，晨起正常排空大便，穿不带塑料、金属的衣服(包括扣子、拉链、首饰等)。

◇ 糖尿病患者、妊娠期或哺乳期女性受检者，在预约时应向医务人员说明情况。

◇ 由于放射药物的特殊性，预约好的检查日期一般不宜更改，如有特殊情况不能按时前来需提前 24 小时打电话告知情况，重新预约时间。

◇ 检查当天将所有资料，包括病历、CT、MRI、病理和治疗经过等带至 PET-CT 中心。

◇ 注射显像剂后需安静卧床 1 小时等候检查。其间，不要交谈、运动、打电话、看电视等。

◇ 由护士通知检查，检查前需排空小便，摘除身上的金属物品，并遵医嘱饮水。检查时不要移动身体。

◇ 检查后，请等候医生通知，待医生确认图像满意后再离开。部分受检者可能需要延迟显像或 CT 增强显像，因此要耐心等待。

◇ 全部结束后尽量多饮水，以加快药物排泄。

基因检测

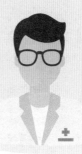

　　基因检测是通过血液、其他体液或细胞对 DNA 进行检测的技术，是取受检者脱落的口腔黏膜细胞或其他组织细胞，扩增其基因信息后，通过特定设备对受检者细胞中的 DNA 分子信息做检测，预知身体患疾病的风险，并可以通过改善自己的生活环境和生活习惯，避免或延缓疾病的发生。

意义及作用

1. 具有癌症或多基因遗传病(如阿尔茨海默病、高血压等)家族史的人是最需要做基因体检的对象，通过基因检测确定是否带有疾病基因，以便及早发现和及早预防，调整好饮食和生活习惯，降低疾病发生的可能。

2. 由于个体遗传基因上的差异，不同的人对外来物质(如药物)会产生的反应也会有所不同，部分人可能会出现药物过敏、红肿发疹的现象，而基因检测则是根据每一个人的基因情况，制定特定的治疗方案，科学地指导患者使用药物的种类和剂量，走出用药盲区。

3. 基因体检可以了解个人在不同疾病上的发生倾向，进行全面的生活调整或干预，来降低发病风险、延缓疾病发生。

4. 疾病家庭的遗传史就是疾病易感基因的遗传所造成的，所以基因

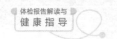
检测能够检测出这些遗传的易感基因型，理论上，检测准确率可达 99.9999%。

⚠ 注意事项

◇ **重视健康并愿意为健康投资者**

由于基因检测采用国外的设备和试剂，所以往往费用较贵，一般适合于比较注重健康，愿意为健康投资的人。它可较准确地预警大病风险，提高防范意识，合理改善生活方式，培养健康的生活习惯。这类人也有必要做基因检测。

◇ **家族中有直系亲属患有某些重大疾病或有遗传病史者**

这类人罹患重症的概率较高，通过基因检测来预防是最好的方式。基因检测可以诊断疾病，也可以用于疾病风险的预测。疾病诊断是用基因检测技术检测引起遗传性疾病的突变基因，准确地告诉受检者未来某个生命时段是否存在发生某种疾病的可能性或概率，给出一个预警通知，以便及早采取有效的防病措施。

实验室检查

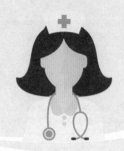

血常规检查

　　血常规是最基本的血液检验。通过抽取少量血液，观察数量变化及形态分布，可以发现许多全身性疾病的早期迹象，例如，感染性疾病会使白细胞的数值和分类发生变化；而贫血时表现为红细胞、血红蛋白及红细胞压积偏低；血小板减少导致出血性疾患，是否有血液系统疾病反映骨髓的造血功能等。血常规检查比较简单，一般 1 小时左右就能出结果。

　　重点观察指标　白细胞、红细胞、血红蛋白和血小板等。

▶▶ 白细胞计数 ◀◀

　　正常参考值　成人:$(4\sim10)\times10^9$/L；婴儿(两周岁内):$(11\sim12)\times10^9$/L；新生儿:$(15\sim20)\times10^9$/L。

临床意义

◇ 增高
- 生理性增高　初生儿、运动、疼痛、情绪变化、应激、妊娠、分娩等。
- 病理性增高　急性感染：急性化脓性感染所引起的急性全身性感染、局部炎症以及一些细胞感染。组织损伤：手术后急性心肌梗死。恶性肿瘤及白血病：急性、慢性粒细胞性白血病，尤以慢性白血病增高最多。各种恶性肿瘤的晚期，如肝癌、胃癌等；骨髓纤维化、真性红细胞增多症、尿毒症、酸中毒、某些药物中毒、烧伤等。

◇ 减少

- 某些感染　细菌感染(如伤寒、副伤寒)、病毒感染(如流感、风疹、麻疹)。

- 某些血液病　再生障碍性贫血、急性粒细胞缺乏症、恶性网状细胞增多症。

- 脾功能亢进　各种原因所致的脾肿大，如肝硬班替氏综合征。

- 理化因素　放射性物质、X线、某些抗癌药、解热镇痛药等，可造成白细胞减少。

▶▶ 红细胞计数 ◀◀

正常参考值　男：$(4.0 \sim 5.5) \times 10^{12}/L$；女：$(3.5 \sim 5.0) \times 10^{12}/L$。

◇ 红细胞增多

- 严重呕吐、腹泻、大面积烧伤及晚期消化道肿瘤患者。多为脱水血浓缩使血液中的有形成分相对地增多所致。

- 先天性心脏病、慢性肺脏疾患及慢性一氧化碳中毒等，因缺氧必须借助大量红细胞来维持供氧需要。

- 真性红细胞增多症。

◇ 红细胞减少

- 急性或慢性失血。

- 红细胞遭受物理、化学或生物因素破坏。

- 缺乏造血因素、造血障碍和造血组织损伤。

- 各种原因的血管内或血管外溶血。

▶▶ 血红蛋白 ◀◀

正常参考值　男:120~160g/L；女:110~150g/L；新生儿:170~200g/L。

临床意义

贫血、白血病、产后、手术后、大量失血、钩虫病等情况，缺铁性贫血时尤为明显。肺气肿、肺心病、先天性心脏病、严重呕吐、腹泻、出汗过多、大面积烧伤、慢性一氧化碳中毒及真性红细胞增多症等时增高(长期居住高原者生理性增高)。

▶▶ 血小板 ◀◀

正常参考值　$(100~300) \times 10^9$/L。

临床意义

◇ 增多

- 原发性血小板增多症、慢性粒细胞性白血病、真性红细胞增多症、溶血性贫血、淋巴瘤。
- 手术后、急性失血后、创伤、骨折。
- 某些恶性肿瘤、感染、缺氧。

◇ 减少

- 原发性血小板减少性紫癜、白血病、再生障碍性贫血、阵发性睡眠性血红蛋白尿症、巨幼细胞贫血等。
- 脾功能亢进、放射病、癌的骨髓转移。
- 某些传染病或感染，如败血症、结核、伤寒等。
- 某些药物过敏，如氯霉素、抗癌药等。

⚠ 注意事项

◇ 血常规不需要空腹。

◇ 抽血时应放松心情，避免因恐惧造成血管的收缩，增加采血的困难。

◇ 抽血后，需在针孔处进行局部按压3~5分钟，进行止血。不要揉，以免造成皮下血肿。

◇ 按压时间应充分。各人的凝血时间有差异，有的人需要稍长的时间方可凝血。所以当皮肤表层看似未出血就马上停止压迫，可能会因未完全止血，而使血液渗至皮下造成青淤。

◇ 抽血后出现晕针症状如头晕、眼花、乏力等应立即平卧，饮少量糖水，待症状缓解后方可离开。

◇ 若局部出现淤血，24小时后用温热毛巾湿敷，可促进吸收。

▶▶ 血常规阳性指标管理 ◀◀

1 危急值指标

白细胞 $< 1.0 \times 10^9/L$ 或 $> 30 \times 10^9/L$，血红蛋白 $< 60g/L$ 或 $> 200g/L$，血小板 $< 30 \times 10^9/L$ 或 $> 1000 \times 10^9/L$。

建议　发现以上情况时，立即做好登记和上报工作，同时通知受检者马上住院，及时给予相应治疗，以免发生生命危险。继续关注住院及出院后的情况，做好跟踪随访等健康教育工作。

2 重大阳性指标

白细胞 $< 2.5 \times 10^9/L$ 或 $> 15 \times 10^9/L$，血红蛋白 $< 80g/L$ 或 $> 200g/L$，血小板 $< 50 \times 10^9/L$ 或 $> 700 \times 10^9/L$。

建议　发现以上情况，做好登记和上报工作，通知受检者在48小时内到医院做进一步检查，关注检查结果和后续随访工作。

3 一般阳性指标

① 白细胞轻度异常者，建议2~3周内复查血常规，如结果持续偏高或偏低，建议前往上级医院进一步诊治。

② 血红蛋白异常且 ≥ 80g/L，注意观察是否有慢性失血、消化道疾病及其他病变等；建议平衡饮食，并适当补充铁剂，维生素 C 及 B 族维生素；定期复查，如结果持续偏低，建议前往专科就诊，必要时住院治疗。

③ 血小板轻度异常者，建议定期复查，如结果持续偏低或偏高，及时通知受检者专科就诊，必要时住院治疗。

建议　出现以上情况，要结合被检查者身体情况，综合分析，给出健康建议，定期跟踪复查结果。

尿常规检查

通过尿常规检查，可以了解和反映肾脏功能，尿常规指标包含颜色、透明度、酸碱度、亚硝酸盐、尿葡萄糖、尿比重、尿蛋白、尿胆红素、尿胆原、酮体、白细胞、尿隐血等。

▶▶ 指标分析 ◀◀

1 颜色 / 透明度

正常透明，呈淡淡的黄色。

临床意义　灰白色云雾状浑浊，常见于脓尿；红色云雾状浑浊常为血尿；酱油色多为急性血管内溶血所引起的血红蛋白尿；深黄色为胆红素尿，见于阻塞性或肝细胞性黄疸；乳白色为乳糜尿，有时伴小血块并存，常见于血丝虫病；浑浊多为无机盐结晶尿。

2 尿比重

正常参考值　1.015~1.025，波动范围为 1.003~1.030；新生儿为 1.002~1.004。

临床
意义
◎ 尿比重减低常见于慢性肾盂肾炎、尿崩症、慢性肾小球肾炎、急性肾功能衰竭的多尿期等。
◎ 尿比重增高多见于糖尿病、高热、脱水、急性肾小球肾炎等。

3 酸碱度

正常参考值　尿 pH 为 4.5~8.0，一般在 6.0 左右。

临床
意义
◎ 尿 pH 小于正常值，常见于酸中毒、糖尿病、痛风、服酸性药物。
◎ 尿 pH 大于正常值，多见于碱中毒、膀胱炎或服用碳酸氢钠等碱性药物等。

4 尿蛋白

正常参考值　定性为阴性或定量为 10~150mg/24h 尿。

临床
意义
◎ 生理性增多　指在无病理改变的基础上，在某种生理状态下出现暂时蛋白尿增多。常见于剧烈运动后(运动性蛋白尿)、体位变化(体位性蛋白尿)、身体突然受冷暖刺激或情绪激动等。因在这些情况下，肾小球内皮细胞收缩或充血，使肾小球通透性增高，生理性蛋白定量测定不能过高。
◎ 病理性增多　病理性蛋白尿，临床常见病有急性肾小球肾炎、肾病综合征、肾盂肾炎、慢性肾炎、高血压肾病、苯中毒等。

5 尿葡萄糖

正常参考值　阴性或定量为 0.56~5.0mmol/24h、100~900mg/24h 尿。

临床
意义
尿糖增多常见于糖尿病、肾病综合征、胰腺炎、肢端肥大症等疾病。

6 尿胆红素

正常参考值 定性为阴性。

临床意义

胆红素阳性，常见于肝实质性或阻塞性黄疸病。

7 尿酮体

正常参考值 定性为阴性或定量为丙酮 3mg/24h。

临床意义

尿酮体阳性，常见于糖尿病酮症酸中毒、剧烈运动后、妊娠剧烈呕吐、饥饿、消化吸收障碍、脱水等。

8 尿胆原

正常参考值 定性为弱阳性，尿 1:20 稀释为阴性或定量为 1~4mg/24h。

临床意义

尿胆原增多，常见于病毒性肝炎、溶血性黄疸、心力衰竭、肠梗阻、内出血、便秘等；尿胆原减少，多见于长期应用抗生素、阻塞性黄疸等。

9 尿隐血

正常参考值 定性为阴性。

临床意义

隐血试验阳性等，见于蚕豆病、疟疾、伤寒、大面积烧伤并发血红蛋白尿，砷、苯、铅中毒及毒蛇咬伤所引起的血红蛋白尿。

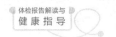

10 白细胞

正常参考值　定性为阴性。

临床意义

> 白细胞增多，常见于细菌性炎症，如急性肾盂肾炎等；非细菌性炎症，如急性肾小球肾炎有时也可出现白细胞增多。

▶▶ 重大阳性指标管理 ◀◀

尿葡萄糖 4+；尿酮体 3+；尿蛋白 3+；尿潜血 3+。

建议

发现以上情况做好登记工作，立即通知受检者 24~48 小时内到医院进一步复查，并关注结果和后续随访工作。

⚠ **注意事项**

◇ 教会正确收集尿液标本的方法，以保证尿常规检查结果的准确性。

◇ 女性留取尿标本时应避开经期，以防止引起"假性异常"(如假性血尿或蛋白尿)，影响检查结果。

◇ 在留取尿液标本时，在排尿 1 秒后开始留取尿液，就是中段尿。留取尿液不少于 10 毫升。

◇ 留取尿液应使用清洁干燥的容器，手不可触及尿杯内面。

◇ 所留尿液应及时送检，以免时间过长有形成分分解等问题出现，影响检查结果的准确性。

◇ 切记，做腹部超声后再留取尿常规，以免影响超声结果。

👩‍⚕️ 粪便常规检查

通过粪便的颜色、形状、潜血、细胞以及显微镜检查，可以对消化道疾病进行分析判断。

▶▶ 指标分析 ◀◀

正常大便呈黄色或棕黄色，镜检潜血阴性，胆红素阴性，不含红细胞、白细胞和吞噬细胞和其他寄生虫等。

粪便性质	常见疾病
柏油样便	上消化道出血；
黏液样便	肠炎、痢疾等肠壁受刺激或者炎症引起
黏液脓性样便	细菌性痢疾
水、蛋花样便	急性胃肠炎等
油花样便	脂肪类进食过多、不消化所致
有胆红素	溶血性贫血和肝性黄疸等
有胆素和粪胆原	提示有胆道梗阻
大便变细	关注消化道出血、炎症、肿瘤
大便有白细胞	提示有肠道感染、痢疾、炎症、寄生虫等
有大量上皮细胞	提示肠道炎症、溃烂性肠癌等
寄生虫卵	提示有寄生虫

▶▶ 留取样本要求 ◀◀

1 留取蚕豆大小标本即可，标本容器应清洁干燥，及时送检，以免影响检测结果。

2 需要做大便潜血试验时，应于前三日禁食肉类以及含动物血食物、服用铁剂和维生素 C。

建议 发现以上情况时，及时到医院进一步检查，同时做好登记工作，并关注结果和后续随访工作。

🩺 血糖检测

空腹血糖检查是诊断糖尿病最可靠的方法。一般健康体检者、尿糖阳性或尿糖虽阴性但有高度怀疑的患者，均需做空腹血糖测定。

▶▶ 影响血糖的因素 ◀◀

很多因素可引起血糖的波动，如不合理的饮食、过量饮酒、运动不当、药物影响(降糖药或其他药物应用不当)、情绪波动、应激状态(如感冒、发热、外伤、手术、妊娠以及其他慢性疾病等)都会造成血糖处于波动状态。通过检测血糖，可以发现高血糖或低血糖，还可以掌握糖尿病患者治疗情况，以便及时调整药物。血糖值直接反映实际糖代谢紊乱的程度。

▶▶ 指标分析 ◀◀

正常人的空腹血糖值为 3.9~6.1mmol/L(70~110mg/dl)，血浆血糖为 3.9~6.9mmol/L(70~125mg/dl)。如 > 6.1mmol/L 而 < 7.0mmol/L 为空腹血糖受损；如两次空腹血糖 ≥ 7.0mmol/L 考虑糖尿病风险；建议复查空腹血糖，糖耐量试验或胰岛素释放试验；如果随机血糖 ≥ 11.1mmol/L 可确诊糖尿病；如血糖 < 2.8mmol/L，临床产生相应的症状称为"低血糖"。

餐后

餐后 1 小时 血糖 6.7~9.4mmol/L。最多也不超过 11.1mmol/L(200mg/dl)；血糖 ≥ 7.8mmol/L，又 < 11.1mmol/L，为糖耐量减低。

餐后 2 小时 血糖 ≤ 7.8mmol/L；血糖 ≥ 11.1mmol/L，考虑为糖尿病(需另一天再试)。

餐后 3 小时 第三小时后恢复正常，各次尿糖均为阴性。

孕妇

孕妇空腹不超过 5.1mmol/L。

孕妇餐后 1 小时 孕妇餐后 1 小时不得超过 10.0mmol/L 才是血糖的正常水平。

孕妇餐后 2 小时 孕妇餐后 2 小时正常血糖值规定不得超过 8.5mmol/L。

▶▶ 血糖异常对人体的影响 ◀◀

临床意义

👤 一般餐后 1~2 小时、摄入高糖食物、情绪紧张、剧烈运动后、严重饥饿、妊娠、使用降糖药会出现生理性暂时性血糖变化等。

👤 胰岛素分泌不足(糖尿病)、高血糖激素分泌过多、颅内压增高、严重脱水、胰岛 B 细胞瘤、肾上腺皮质功能减退症、甲状腺功能减退、严重肝病等会出现病理性变化。

👤 空腹全血血糖 ≥ 6.7mmol/L(120mg/dl)、血浆血糖 ≥ 7.8mmol/L(140mg/dl)，2 次重复测定可诊断为糖尿病。当空腹全血血糖在 5.6mmol/L(100mg/dl)以上，血浆血糖在 6.4mmol/L(115mg/dl)以上，应做糖耐量试验。

👤 当空腹全血血糖超过 11.1mmol/L(200mg/dl)时，表示胰岛素分泌极少或缺乏。因此，空腹血糖显著增高时，不必进行其他检查，即可诊断为糖尿病。

▶▶ 高血糖对人体的危害 ◀◀

1 对血管的危害：比如眼部毛细血管堵塞，就会造成视力下降，眼底病变，手脚上的微循环不畅就会出现四肢冰冷、麻木；心脏周围的大中动脉血流不畅就会出现冠心病，脑部血流不畅则易出现脑梗死、脑卒中等。

2 对神经系统的危害：血糖升高从而引发末梢神经炎、自主神经紊乱等。

3 对代谢系统的危害：高血糖导致糖代谢紊乱，打破了系统代谢平衡，进而导致脂代谢紊乱，致使整个代谢系统出现问题。

4 对免疫系统的危害：高血糖和由高血糖引发的代谢紊乱，使白细胞吞噬和杀菌力下降，造成免疫功能失调和下降。

▶▶ 低血糖对人体的危害 ◀◀

1 生理性或暂时性低血糖多见于剧烈运动后、严重饥饿、妊娠、使用降糖药等。

2 病理性低血糖多见于胰岛 B 细胞瘤、肾上腺皮质功能减退症、甲状腺功能减退、严重肝病。

3 低血糖时，体内的肾上腺素、糖皮质激素、胰高血糖素及生长激素等升糖激素增加，导致反应性低血糖(苏木杰效应)，造成血糖波动，加重病情。

4 低血糖还会刺激心血管系统，引发心律失常、心肌梗死、脑卒中等。

5 长期反复严重的低血糖发作可导致中枢神经系统不可逆的损害，引起患者性格变异，最终可能导致精神失常、痴呆等。

6 低血糖昏迷过久未被发现者可造成死亡。

▶▶ 哪些人群需要定期筛查血糖 ◀◀

1 超重肥胖人群。

2 高血压、高血脂、冠心病患者，这类人群糖代谢异常率高，更易患糖尿病。

3 有家族性糖尿病史者。

4 超过 30 岁的妊娠期女性；怀孕期间患糖尿病或生过 8 斤以上巨大儿者。

5 饮食不健康、缺乏运动、压力大的人群。

6 糖皮质激素异常、多囊卵巢综合征、有精神病史、服用抗抑郁药物等者。

7 年龄 45 岁以上的人群。

⚠ 注意事项

◇ 测空腹血糖最好在清晨 8∶00~10∶00 取血。

◇ 采血前不用降糖药、不吃早餐、不运动。

◇ 如果空腹抽血的时间太晚，所测的血糖值很难真实反映患者的治疗效果，其结果可能偏高或偏低。

▶▶ 报告解读 ◀◀

当血糖值高于正常范围即为高血糖。空腹血糖正常值应在 6.1mmol/L 以下，餐后 2 小时血糖正常值应在 7.8mmol/L 以下，如果高于这一范围，即为高血糖。高血糖不是对一种疾病的诊断，只是对一种血糖监测结果的判定，血糖监测是一时性的结果，诊断糖尿病还需要进一步做空腹、餐后血糖和糖化血红蛋白以及糖耐量胰岛素释放试验。

建议

❶ 在医生的指导下，学会自测血糖，掌握正常值范围，定期进行血糖的监测。

❷ 注意调整饮食结构，不暴饮暴食，吃饭要细嚼慢咽，多吃蔬菜。

❸ 建立健康的生活方式，少熬夜。

❹ 了解并掌握糖尿病健康知识。

❺ 维持合理的体重，适当运动。

A 高血糖或者已经被诊断为糖尿病者，适宜采取低冲击力的有氧运动。其中最简单也最适合中老年的运动项目就是散步。

B 应避免在太热和太冷的天气运动，要养成每天睡前及运动后检查双脚的习惯，看看足下有无受伤、破皮或起水疱。

C 在运动前，必须要做充分准备，随身携带饮料、食品，以备不时之需；运动时要注意低血糖的防范及足部的保护。为了避免低血糖，尽量不要在空腹或餐前运动，一般在餐后 1~2 小时运动较佳；使用胰岛素治疗者，宜避免在胰岛素作用巅峰时段运动；运动前后及运动期间不要喝酒，否则可能导致低血糖；一旦运动期间出现低血

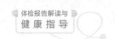

糖现象，应立即停止运动，适量补充糖分或食物。

D 已经被诊断为糖尿病者，在医生的指导下，合理用药，坚持服药；需要注射胰岛素者，应学会注射方法，掌握注意事项。

▶▶ 重大阳性指标管理 ◀◀

血糖＞ 15mmol/L 或＜ 4mmol/L。

❶ 发现以上情况，做好登记和上报工作，通知受检者在 24~48 小时内做进一步检查。

❷ 关注检查结果和后续随访工作。

危急值——————

血糖＞ 24.8mmol/L(糖尿病 33.3mmol/L)或＜ 2.8mmol/L。

发现以上情况时，立即做好登记和上报工作，同时通知受检者马上住院给予相应治疗，以免发生生命危险。继续关注住院及出院后的情况，做好跟踪随访等健康教育工作。

🩺 肝功能检查

常规体检中，肝功能检查是必不可少的项目。它主要是通过各种生化试验方法，检测与肝脏功能代谢有关的各项指标，以反映肝脏功能基本状况。肝功能十二项包括 ALT、AST、TP、ALB、TBIL、DBIL、ALP、GGT 共 8 项测定值及 GLB、AST/ALT、ALB/GLB、IBIL 共 4 项计算值。

▶▶ 肝功能检查的意义 ◀◀

可及早发现和诊断某些肝胆系统疾病，如急 / 慢性肝炎、酒精肝、药物性肝炎、脂肪肝、肝硬化等。

1 转氨酶

谷丙转氨酶（ALT） 正常参考值为 < 40U/L。

谷草转氨酶（AST） 正常参考值为 < 40U/L。

人们平时所说的肝功能异常，一般就是指转氨酶升高，意味着肝脏受到损伤，肝细胞内的转氨酶释放出来引起血液中转氨酶升高。

引起转氨酶升高的原因

① 大量饮酒、油腻饮食、熬夜、感冒等都会使转氨酶升高。

② 病毒性肝炎，如急 / 慢性肝炎，包括甲肝、乙肝、丙肝、戊肝等。

③ 脂肪性肝炎。

④ 药物性肝损伤，包括中草药、调脂药、抗菌药类、抗结核药物等会导致转氨酶升高，但药物性肝损伤多是急性的肝损害，停药后转氨酶大多能够恢复正常。

⑤ 一些比较少见的疾病如自身免疫性肝病，也有可能引起转氨酶升高，需进一步仔细检查。

⑥ 肝硬化或肝癌患者的转氨酶也会出现升高。

⑦ 某些全身疾病也会造成肝脏的损伤，如重症感染、心衰、休克、急性胰腺炎等，可以引起转氨酶升高。

2 总蛋白(TP)

正常参考值 60~80g/L。

临床意义

了解体内蛋白质代谢的一般情况。对肝、肾损害，多发性骨髓瘤等有一定的诊断、鉴别意义。总蛋白升高常见于高度脱水、休克、慢性肾上腺皮质机能减退等造成的血液浓缩而致；总蛋白降低常见于营养不良和消耗增加(如严重结核病、甲亢、恶性肿瘤及慢性肠道疾病等)，合成障碍(如肝硬化)、蛋白丢失(如肾病综合征、溃疡性结肠炎、烧伤等)。

3 白蛋白(ALB)

正常参考值　35~55g/L。

◎ 升高：偶见于脱水所致的血液浓缩。

◎ 降低：与总蛋白原因大致相同。急性降低见于大量出血与严重烧伤；慢性降低见于肾病蛋白尿、肝功能受损、腹水形成、肠道肿瘤与结核慢性失血、营养不良和消耗性疾病等。

◎ 白蛋白如低于20g/L，临床可出现水肿。

4 球蛋白(GLB)

正常参考值　20~30g/L。

◎ 增高：慢性肝脏疾病(肝硬化、慢性肝炎)；慢性感染性疾病(亚急性细菌性心内膜炎、血吸虫病、疟疾、结核病等)；自身免疫性疾病(红斑狼疮、风湿及类风湿性关节炎、硬皮病等)；恶性疾病(多发性骨髓瘤、原发性巨球蛋白血症、淋巴瘤等)。

◎ 降低：先天性或后天获得性免疫缺陷、长期使用肾上腺皮质类固醇制剂(免疫抑制剂)。

5 总胆红素(TBIL)

正常参考值　5~20μmol/L。

◎ 生理性升高：新生儿黄疸。

◎ 病理性升高：胆道梗阻、甲型病毒性肝炎、其他类型的病毒性肝炎、胆汁郁积性肝炎、急性酒精性肝炎、遗传性胆红素代谢异常等。

◎ 病理性降低：癌症或慢性肾炎引起的贫血和再生障碍性贫血。

6 直接胆红素(DBIL)

正常参考值　1~8μmol/L。

直接胆红素在诊断、鉴别黄疸类型有重要意义。溶血性黄疸总胆红素升高，直接胆红素正常或稍有升高；肝细胞性黄疸总胆红素、直接胆红素均升高；阻塞性黄疸总胆红素和直接胆红素均升高；肝癌、胰头癌、胆石症等也可见直接胆红素升高。

7 间接胆红素(IBIL)

正常参考值　3.4~14.4μmol/L。

◎ 胆红素总量增高、间接胆红素增高：溶血性贫血、血型不合输血、恶性疾病、新生儿黄疸等。

◎ 胆红素总量增高、直接与间接胆红素均增高：急性黄疸型肝炎、慢性活动性肝炎、肝硬化、中毒性肝炎等。

◎ 胆红素总量增高、直接胆红素增高：肝内及肝外阻塞性黄疸、胰头癌、毛细胆管型肝炎及其他胆汁瘀滞综合征等。

8 碱性磷酸酶(ALP)

正常参考值　32~125IU/L。

◎ 临床上测定 ALP 主要用于骨骼、肝胆系统疾病的诊断和鉴别诊断，尤其是黄疸的鉴别诊断。

◎ 病理性升高
  ● 骨骼疾病如佝偻病、软骨病、骨恶性肿瘤、恶性肿瘤骨转移等。
  ● 肝胆疾病如肝外胆道阻塞、肝癌、肝硬化、毛细胆管性肝炎等。

● 其他疾病如甲状旁腺机能亢进。

◎ 病理性降低　见于重症慢性肾炎、儿童甲状腺机能不全、贫血等。

9 谷氨酰转肽酶(GGT)

正常参考值　6~40 IU/L。

临床意义

γ-谷氨酰转肽酶主要来源于肝胆系统，诊断肝胆疾病的敏感性很高。增高提示肝内胆汁瘀滞，但在不同肝胆疾病时，其升高幅度与其他血清酶活性相对特征不同，临床常可根据这些变化，作为肝胆疾病的诊断参考。酒精性肝炎和阻塞性黄疸患者的GGT明显升高。

⚠ 注意事项

◇ 肝功能检查前一天，不能食用含有丰富胡萝卜素、叶黄素的食物。

◇ 一定不能喝酒，否则会影响肝功能中转氨酶的指标，使得检查结果中的转氨酶升高，从而影响检查结果。

◇ 饮食要清淡。避免进食高脂肪、高蛋白食物，晚上9点后禁食，检查当天不吃早餐、不喝水。肝功能检查应为空腹时抽血，空腹时间一般为8~12小时。

◇ 保证充足的睡眠，熬夜、睡眠不足会影响检查结果。

◇ 肝功能检查当天早上不能进行体育锻炼或剧烈运动，应到医院后安静休息20分钟后再抽血化验。

◇ 尽量避免在静脉输液期间或在用药4小时内做肝功能检查，如果身体条件允许，最好在做肝功能检查前3~5天停药。

▶▶ 阳性指标管理 ◀◀

1 一般阳性指标管理

转氨酶　AST、ALT > 80~200U/L。

建议

❶ 发现以上情况，做好登记和上报工作，通知受检者在 24~48 小时做进一步检查。

❷ 关注检查结果和后续随访工作。

2 重大阳性指标管理

转氨酶　AST、ALT > 200U/L。

建议

❶ 发现以上情况时，立即做好登记和上报工作，同时通知受检者马上住院给予相应治疗，以免发生生命危险。

❷ 继续关注住院及出院后的情况，做好跟踪随访等健康教育工作。

🩺 血肾功能五项检查

　　肾脏的基本功能是生成尿液，借以清除体内代谢产物及某些废物、毒物，同时经重吸收功能保留水分及其他有用物质，以调节水、电解质平衡及维护酸碱平衡。肾脏同时还有内分泌功能，生成肾素、活性维生素 D_3、前列腺素等，又为机体部分内分泌激素的降解场所和肾外激素的靶器官。肾脏的这些功能，保证了机体内环境的稳定，使新陈代谢得以正常进行。

▶▶ 肾功能检测项目 ◀◀

1 尿素氮（BUN）

正常参考值 1.75~8.05mmol/L。

临床意义

临床常进行尿素氮测定，用于评价肾小球功能及观察营养、核酸代谢和肝功能等。血尿素氮在一定程度上反映出肾小球的滤过功能，因为血中的尿素氮主要经肾小球滤过，从尿中排出体外，当肾小球受到损伤时，滤过率降低，血液中尿素氮升高。尿素氮的测定是目前临床上常用的肾功能指标。

2 肌酐（Cr）

正常参考值 男：62~115μmol/L；女：53~97μmol/L。

临床意义

它是目前最常用也是最重要的肾功能监测指标。如果同时测定血肌酐与尿素氮，两者都升高，表示肾功能严重受损；若仅有尿素氮升高，而血肌酐在正常范围内，则可能为肾外因素引起的异常（不是肾脏本身出了问题）。根据血肌酐浓度可将肾功能损害分为以下几种。

肌酐轻度升高：106~177μmol/L（1.2~2.0mg/dl）。

肾功能轻度损害：177~221μmol/L（2.0~2.5mg/dl）。

肾功能中度损害：221~265μmol/L（2.5~3.0mg/dl）。

肾功能重度损害：> 265μmol/L（> 3.0mg/dl）

3 尿酸（UA）

正常参考值 成人男性：210~420μmol/L；女性：150~350μmol/L；儿童：120~320μmol/L。

尿酸是体内核酸嘌呤分解的最终产物，大部分经肾脏排出。肾功能受损时，尿酸易累积而导致血中含量升高。此项指标有助于较早期肾病的诊断。异常可能有痛风症、肾脏疾病、白血病、多发性骨髓瘤、红细胞增多症等情况。

（临床意义）

4 视黄醇结合蛋白（RBP）

正常参考值　25~70mg/L。

◎ 升高：测定视黄醇结合蛋白能早期发现肾小管的功能损害，并能灵敏反映肾近曲小管的损害程度。

◎ 降低：维生素A缺乏症、低蛋白血症、吸收不良综合征、肝疾病(营养过剩性脂肪肝除外)、阻塞性黄疸、甲状腺功能亢进症、感染症、外伤等。

（临床意义）

5 胱抑素C（CysC）

正常参考值　0~1.03mg/L。

◎ 当肾功能受损时，CysC在血液中的浓度随肾小球滤过率变化而变化；肾衰时，肾小球滤过率下降，CysC在血液中浓度可增加10多倍。

◎ 若肾小球滤过率正常，而肾小管功能失常时，会阻碍CysC在肾小管吸收并迅速分解，使其在尿中的浓度增加100多倍。

（临床意义）

⚠ 注意

◇ 检查前忌大量饮酒、劳累、过量进食肉类，饮食要清淡。

◇ 注意休息，避免剧烈运动。

◇ 检查前要空腹，不要喝水、不要吃东西、不要吃药。

▶▶ **异常报告解读** ◀◀

1 血尿酸高

尿酸是嘌呤核苷酸在肝脏中经过分解代谢而来，是嘌呤在人体代谢的终产物。嘌呤核苷酸是人体必需的一种物质，但如果体内嘌呤过多以致生成尿酸过多或尿酸排出不足，就会导致尿酸浓度过高，形成高尿酸血症。

高尿酸血症还是慢性肾病、糖尿病、心血管疾病、脑卒中的独立危险因素。当男性血尿酸浓度＞420mmol/L，女性＞360mmol/L 时，即可诊断为高尿酸血症。

容易尿酸升高的人群

1 男性，40~50 岁男性多见；肥胖者、有痛风家族史者、具有高嘌呤饮食习惯者。

2 患糖尿病、高血压、冠心病、高脂血症及长期服用利尿剂、阿司匹林等药物者。

尿酸增高造成的危害

当血液中尿酸的浓度超过其溶解度时，就会析出形成尿酸结晶，沉积在相应组织器官，导致全身多系统疾病，包括痛风性关节炎、高尿酸相关性肾病、动脉粥样硬化等，严重时最终可导致关节畸形、尿毒症。

其中，痛风性关节炎危害最大，经常在深夜突然出现关节剧烈、撕裂样疼痛，严重时影响走路。痛风发作持续数天至数周后可自行缓解，一般无后遗症。但如果反复发作，大量尿酸结晶沉积在皮下、关节腔内，形成痛风石，可造成关节骨质破坏，甚至导致关节畸形。

建议

① 限制含嘌呤高的食物摄入，主要包括动物内脏、海鲜、啤酒、豆类、蘑菇等。尤其是啤酒配海鲜，这两种食物嘌呤含量都很高，是高尿酸血症患者的饮食大忌。

❷ 肥胖会引起内分泌系统紊乱，使得嘌呤代谢加速，也可能导致血尿酸浓度增高，因此高热量、高脂肪饮食也不适宜。

② 血肌酐增高

肌酐是人体肌肉代谢的产物。在人体的肌肉中，肌酸主要通过不可逆的非酶脱水反应缓缓地形成肌酐，再释放到血液中，随尿排泄。

肌酐增高造成的危害

① 钠代谢失调：造成低钠血症或高钠血症。

② 钾代谢失调：出现高钾血症或低钾血症。

③ 水代谢失调：包括多尿、夜尿增多、口渴、黏膜干燥、乏力等；或者全身浮肿、血压升高、肺水肿及心力衰竭等。

④ 铝、镁、铜、锌、硒代谢异常等。

⑤ 肾性骨病：骨痛和近端肌无力；骨痛常为全身性，以下半身持重骨为重，骨骼畸形可致身材矮小等。

⑥ 代谢性酸中毒：肌酐高的患者可有呼吸深大而长、缺乏食欲、腹痛和恶心、呕吐、虚弱无力、头痛、躁动不安甚至昏迷等症状。

⑦ 血液系统病变，如肾性贫血等。

建议

① 当血肌酐超过正常值时，应及时到医院做进一步检查，对肾脏功能、甲状腺功能、血糖、电解质、微量元素等及时作出诊断，以免延误病情。

② 饮食方面注意高优质蛋白和维生素的补充。

③ 血肌酐持续增高，说明肾功能有不同程度的受损，因此应限制盐的摄入；如果合并有高血压，应给予低盐或者无盐饮食。

④ 在医生的指导下合理用药，预防感冒，出现自觉不适，应及时就诊。

▶▶ **重大阳性指标管理** ◀◀

肌酐＞300μmol/L，尿酸＞600μmol/L。

建议

① 发现以上情况，做好登记和上报工作，通知受检者在24~48
小时做进一步检查。

② 关注检查结果和后续随访工作。

血脂检查

血脂是血液中胆固醇、甘油三酯、磷脂、脂肪酸等脂质的总称。
血脂检查可及时反映体内脂类代谢情况，也是临床常规分析的重要
指标。

▶▶ **血脂检查项目** ◀◀

1 总胆固醇（TC）

正常参考值　＜5.17mmol/L（＜200mg/dl）。

高胆固醇血症　TC＞6.47mmol/L（＞250mg/dl）。

严重高胆固醇血症　TC＞7.76mmol/L（＞300mg/dl）。

影响胆固醇因素

1 年龄与性别。TC水平中青年期女性低于男性，50岁以后女性高
于男性。

2 长期高脂饮食、高热量饮食可使胆固醇升高。

3 遗传因素。

4 缺少运动、脑力劳动、精神紧张等。高TC血症是冠心病的主要
危险因素。

临床意义

  增高 甲状腺功能低下，妊娠、动脉粥样硬化、肾病综合征、胆总管阻塞、糖尿病、黏液性水肿等。

  减低 甲亢、营养不良、消耗性疾病、恶性贫血、溶血性贫血等。

② 甘油三酯(TG、TRIC)

正常参考值 男：0.45~1.80mmol/L；女 0.40~1.53mmol/L。

临床意义

  增高 冠心病、糖尿病、肾病综合征、先天性脂蛋白酶缺陷、脂肪肝等。

  减低 甲亢、肝功能严重衰竭等。

③ 高密度脂蛋白(HDL–C)

正常参考值 1.04mmol/L。

它是"好"胆固醇，可帮助人体把多余的胆固醇从心血管送到肝脏进行处理。

临床意义

  减低 会引起冠心病、动脉粥样硬化。因其称为冠心病的保护因子，故增高时反有益。

④ 低密度脂蛋白(LDL–C)

正常参考值 < 2.7~3.1mmol/L。其中男性 1.16~1.42mmol/L；女性 1.29~1.55mmol/L。

它是"坏"胆固醇，是动脉粥样硬化发生发展的主要指标和危险因素。

| 临床意义 | 增高　高脂血症、动脉粥样硬化症。因其称为致动脉硬化脂蛋白，故减低时反有益。 |

⚠ 注意事项

◇ 检查空腹血脂时，一定要抽取空腹 12 小时以上的静脉血，检查的前一天晚上 8 点以后禁食，不禁水。

◇ 不用刻意因体检而改变以往的饮食习惯，保持体重恒定，保证良好睡眠。

◇ 在生理和病理状态比较稳定的情况下进行化验，4~6 周内应无急性病发作。

◇ 检查时不要服用某些药物，如避孕药、某些降压药物等可影响血脂变化，导致检验有误。

▶▶ 异常报告解读 ◀◀

总胆固醇（TC）、甘油三酯（TG）、低密度脂蛋白（LDL-C）中，任何一项"升高"，或高密度脂蛋白（HDL-C）"降低"，均为血脂异常。

● 总胆固醇或低密度脂蛋白胆固醇增高，都称为高胆固醇血症。

● 单纯的甘油三酯增高，称为高甘油三酯血症。

● 总胆固醇和甘油三酯均增高，则为混合型高脂血症。

● 高密度脂蛋白胆固醇（HDL-C）降低，为低高密度脂蛋白血症。

▶▶ 阳性指标管理 ◀◀

甘油三酯＞ 10mmol/L ；总胆固醇＞ 8mmol/L。

① 发现以上情况，做好登记和上报工作，通知受检者在 24-48 小时做进一步检查。

② 关注检查结果和后续随访工作。

▶▶ 关于高血脂，我们应该知道的知识 ◀◀

高脂血症的人是否都有症状

在通常情况下，高脂血症的人没有明显症状和异常体征。只有在体检或者偶尔到医院采血检查时才会发现。仅有很少一部分有高脂血症的人可以见到皮肤黄色瘤。

甘油三酯高危害最大是吗

低密度脂蛋白胆固醇(LDL–C)与动脉粥样硬化的关系最密切，它可以渗入动脉血管壁中，开启动脉粥状硬化过程，进而引发各种心脏血管疾病，因此，低密度脂蛋白胆固醇危害最大。

血脂有点高，不需要控制吗

持续血脂升高，对心脑血管的影响往往是循序渐进的，在短期内往往不被人们重视，研究发现高脂血症与冠心病和脑卒中都有关系。降低胆固醇1%，可以使冠心病事件发生的危险性降低2%。所以，血脂升高需要控制。

有高脂血症的人，服用药物正常后，还需要继续服药吗

降脂药需要坚持服用，一旦停药，血脂会回升，影响治疗效果。在血脂达标后，在医生的指导下逐渐减小服用剂量，找到最低有效剂量后长期服用，可以减少副作用。

🧑‍⚕️ 甲状腺功能检测

甲状腺的主要生理功能是促进三大营养物质代谢，调节生长发育，提高组织的耗氧量，促进能量代谢，增加产热和提高基础代谢。当甲状腺功能紊乱时，会发生甲亢或甲减。通过甲功检测可判断甲状腺功能，鉴别免疫性疾病。

▶▶ 检测内容和种类 ◀◀

① 甲功3项：游离三碘甲状原氨酸(FT_3)、游离甲状腺素(FT_4)、促甲状腺激素(TSH)。

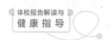
② 甲功 4 项：加抗过氧化物酶抗体（ATPO），此项对甲状腺炎有重要诊断意义。

③ 甲功 5 项：加抗甲状腺球蛋白抗体（TGAB）。

正常参考值　FT_3：4.7~7.8pmol/L；FT_4：8.7~17.3pmol/L；
TSH：0.63~4.19μIU/L；T_3：1.3~2.5nmol/L；T_4：69~114nmol/L。

▶ 检测意义 ◀

甲状腺功能检测是对甲状腺素（T_4）、三碘甲状原氨酸（T_3）、促甲状腺激素（TSH）、游离 T_3、游离 T_4 的测定，认为联合测定 FT_3、FT_4 和超敏 TSH 是甲状腺功能评估的首选方案和第一线指标。

适应
人群

一 碘摄入过多、有不良生活习惯者。

二 中年女性。

三 从事高危行业者，脑力劳动、精神压力较大者。

三 有家族遗传倾向者。

▶ 指标分析 ◀

升高见于甲状腺功能亢进；减低见于甲状腺功能减退、垂体功能减退及严重全身性疾病等。TSH 增高可见于原发性甲减、甲状腺激素抵抗综合征、异位 TSH 综合征、TSH 分泌肿瘤、应用多巴胺拮抗剂和含碘药物等。

▶ 常见的甲状腺疾病 ◀

1 甲状腺功能亢进

甲状腺功能亢进，简称"甲亢"，是指甲状腺合成和分泌甲状腺激素增加导致血液中甲状腺素增多，引起神经、循环、消化等系统兴奋性增高和代谢亢进的临床综合征。

　　主要表现　心慌、怕热、多汗、易激动、焦虑不安、食欲好、消瘦、排便次数增多等。血液检测表现为 T_3、T_4 升高，TSH 降低。

甲亢的原因

- 原发性甲亢，如 Graves 病最常见，占所有甲亢的 85% 左右。
- 继发性甲亢，如结节性甲状腺肿伴甲亢。
- 甲状腺高功能腺瘤。

甲亢的治疗方法

- 抗甲状腺药物治疗。
- 碘 131 治疗。
- 外科手术治疗。

② 甲状腺功能减退

　　甲状腺功能减退，简称"甲减"，是指甲状腺激素合成和分泌减少引起血液中甲状腺素减少或组织利用不足导致全身代谢减低的临床综合征。

　　主要表现　怕冷、少言、淡漠、乏力、便秘、腹胀、浮肿、皮肤干燥、记忆力差、食欲不佳等。血液检测表现为 T_3、T_4 降低，TSH 升高。

甲减的原因

- 原发性甲减占95%，原因有甲状腺自身免疫炎症、甲状腺手术、甲状腺碘 131 治疗等。
- 中枢性甲减(下丘脑、垂体病变)，常见诱因有垂体大腺瘤、颅咽管瘤、产后大出血。
- 甲状腺激素抵抗综合征。

　　目前甲状腺功能减退的治疗就是补充左甲状腺素($L-T_4$)。以临床甲减症状和体征消失，TSH、TT_4(总 T_4)、FT_4(游离 T_4)维持在正常范围为目标。

3 桥本甲状腺炎

"桥本甲状腺炎"又称"慢性淋巴细胞性甲状腺炎"，是自身免疫性甲状腺炎的一种类型。

产生原因　患者血清中出现针对甲状腺组织的特异性抗体(甲状腺球蛋白抗体 TG-Ab 和甲状腺过氧化物酶抗体 TPO-Ab)，甲状腺组织中有大量淋巴细胞和浆细胞浸润，导致炎症发生。这种慢性炎症会造成甲状腺组织逐步损伤，最终甲状腺素合成能力下降，出现甲状腺功能减退。

诊断方法　该病起病隐匿，进展缓慢，早期临床表现常不明显或不典型。若检查发现有甲状腺弥漫性肿大，质地较韧，特别是有峡部椎状叶肿大，则有可能是桥本甲状腺炎。若验血检查显示血清 TPO-Ab、TG-Ab 明显升高，则诊断成立。另外，甲状腺细针穿刺检查也有确诊价值。

▶▶ 甲功检查的注意事项 ◀◀

1 不吃富碘的食物

检查前，须停止进食含碘丰富的食物，如海带、紫菜、海鱼虾等，根据食用量的多少，停食 2~4 周。

2 暂时不要服用干扰甲状腺功能的药物

根据用药量和时间，停服 2~8 周。含碘药物，如碘化物、复方碘溶液、含碘片等；影响甲状腺功能的药物，如甲状腺片、抗甲状腺药等；某些中草药，如海藻、昆布、贝母、牛蒡子、木通等。

▶▶ 甲状腺疾病健康教育处方 ◀◀

1 甲状腺功能亢进健康教育处方

① 对疾病要正确认识，树立信心。

② 保持心情舒畅，避免精神负担过重。

③ 在医生的指导下，合理用药，注意用药疗效。

④ 合理安排工作和休息，避免能量消耗，减少体能负担。

⑤ 给予高糖、高维生素、高蛋白饮食，以保证基础代谢的需要。

⑥ 禁吃含碘类食物，例如加碘盐、海带等。

⑦ 如有突眼，注意保护眼睛，应用眼药水，必要时戴眼镜，防止风沙刺激。

⑧ 定期复查。

2 甲状腺功能减退健康教育处方

① 定期复查，在医生的指导下合理用药。

② 注意饮食，给予高蛋白、低脂肪、低盐、高维生素、易消化饮食，多吃水果蔬菜。

③ 注意个人卫生，保持皮肤清洁，避免皮肤损伤。

④ 保持良好情绪，树立信心。

⑤ 进行适当运动，保持大便通畅。

⑥ 避免使用安神、镇静、止疼等药物，避免精神紧张。

⑦ 出现自觉不适症状时及时就医。

3 桥本甲状腺炎健康教育处方

① 给予含碘高的食物，例如加碘盐、海带、紫菜、扇贝等。

② 保持良好的心情，工作环境、居住环境要舒适、安逸，空气要新鲜。

③ 保证睡眠，适当运动，增强体质，衣着合适，增强抗病能力。

④ 在医生的指导下，合理用药，注意药效，定期随访。

心肌酶谱检测

▶▶ 心肌酶谱的组成 ◀◀

1 肌酸激酶(CK)

主要用于诊断心脏疾病，特别是心肌梗死，参考值：20~200U/L。

◎ 心肌梗死 4~8 小时开始上升，16~32 小时达到高峰，2~4 天恢复正常。
◎ 是急性心梗最重要的诊断指标之一。一些肌肉疾病也会引起检测值升高。

2 肌酸激酶同工酶（CK-MB）

分别来源于心肌细胞、骨骼肌细胞和脑细胞，用于确定肌酸激酶异常，帮助诊断心脏、脑内和骨骼肌病变，参考值：0~25 U/L。

◎ 急性心梗发作 3.5 小时开始升高，16~24 小时达到高峰，2~3 天恢复正常。
◎ CK-MM 升高是骨骼肌受损的特异性指标。同时 CK-MB 也会升高。

3 乳酸脱氢酶（LDH）

常和乳酸脱氢酶同工酶一起诊断心肌梗死，参考值：114~240U/L。

◎ 存在于各组织中，肝、肾、心肌、骨骼肌、胰腺和肺中最多，急性心梗发作时 6~12 小时开始升高，24~60 小时达到高峰，7~15 天恢复正常。
◎ 用于损伤和化疗的疗效观察。

4 血清 α- 羟丁酸脱氢酶（α-HBD）

临床用于心肌梗死的诊断，参考值：72~182U/L。

反映的是乳酸脱氢酶（LDH）的活性，心肌梗死时检测值会更高。持续时间 2 周左右。

5 心肌肌钙蛋白 – I

是心肌梗死的特异性指标，参考值：< 0.35ng/ml。

临床意义

急性心梗发作时 6.5 小时开始升高，11.2 小时达到高峰，持续 4~7 天。

同型半胱氨酸检测

同型半胱氨酸（HCY)是一种含硫氨基酸，是蛋氨酸代谢的中间产物，其本身并不参与蛋白质的合成。体内不能合成同型半胱氨酸，只能由蛋氨酸转变而来；人体内也不能合成蛋氨酸，必须由食物供给。正常血浆中，80% 的同型半胱氨酸以二硫键和蛋白质结合。未结合的同型半胱氨酸大部分以胱氨酸或半胱氨酸 – 同型半胱氨酸形式存在，仅一小部分呈游离状态。不论是结合形式还是游离形式的同型半胱氨酸统称为总同型半胱氨酸。影响同型半胱氨酸水平的主要因素是遗传与食物营养缺乏。同型半胱氨酸代谢中需要维生素 B_6、维生素 B_{12}、叶酸参与，若血中维生素 B_{12}、维生素 B_6、叶酸浓度过低，将使血中同型半胱氨酸浓度增高。

正常参考值　5~15μmol/L。

临床意义

增高可见于动脉粥样硬化性血管病、脑卒中、类风湿性关节炎、多种癌症等。同型半胱氨酸水平增高，它产生的超氧化物和过氧化物可导致血管内皮细胞损伤和低密度脂蛋白氧化，造成血管平滑肌的持续性收缩以及缺氧，从而加速动脉粥样硬化的过程。它还可破坏正常凝血机制，增加血栓形成的机会。若因维生素 B_6、维生素 B_{12}、叶酸摄入量不足导致同型半胱氨酸的增高，可通过饮食或增加摄入 B 族维生素及叶酸，从而降低血浆中同型半胱氨酸水平，从而减少心、脑血管病的患病风险。

🧑‍⚕️ 血沉检测

▶▶ 红细胞沉降率（ESR）◀◀

血沉的全称是红细胞沉降率，是指红细胞在一定条件下沉降的速度。将抗凝血放入血沉管中垂直静置，红细胞由于密度较大而下沉，通常以红细胞在第 1 小时末下沉的距离表示红细胞的沉降速度。血沉速度的快慢与血浆黏度，尤其与红细胞间的聚集力有关系。是急性期的反应物之一，虽然对疾病诊断没有直接的意义，但可反映组织损伤和炎症存在的程度。

正常参考值　男 0~15mm/h，女 0~20mm/h。

临床意义

◎ 血沉增快

- 各种急性全身性或局部性感染，如活动性结核病、肾炎、心肌炎、肺炎、化脓性脑炎、盆腔炎、疟疾等。
- 各种结缔组织病，如类风湿性关节炎、系统性红斑狼疮、硬皮病、动脉炎等。
- 组织坏死及损伤，如心肌梗死；骨折及严重创伤、烧伤后，大手术后血沉也有轻度加快。
- 恶性肿瘤时血沉增快而良性肿瘤时血沉多正常。
- 严重贫血、血液病、慢性肝炎、肝硬化、多发性骨髓瘤、甲状腺功能亢进、重金属中毒等。
- 还有一些生理情况，如妊娠、月经前期、月经期、口服避孕药等的女性，小儿及 50 岁以上老人。

◎ 血沉减慢

- 低纤维蛋白原血症。
- 真性红细胞增多症。
- 球形红细胞增多症。
- 过敏性疾病。
- 室温过低或抽血后放置过久。

C-反应蛋白检测（CRP）

CRP 是机体受到微生物入侵或组织损伤等炎症性刺激时肝细胞合成的急性相蛋白。和血沉一样，为非特异性指标，许多因素会影响检查水平。

正常参考值　≤ 8mg/L。

临床意义

◎ 升高见于各种感染、创伤、炎症等。细菌感染合组织损伤时测值显著升高。

◎ CRP 可用于细菌和病毒感染的鉴别诊断。细菌感染时，CRP 水平升高；而病毒感染时，CRP 不升高或轻度升高，因此 CRP 值可以帮助医生辨别呼吸道感染的类型，有针对性地给予药物和治疗。

◎ 定期检查可预测心脏风险。CRP 直接参与动脉粥样硬化等心血管疾病形成，并且是心血管疾病最强有力的预示因子与危险因子。

抗链球菌溶血素 "O" 试验

抗链球菌溶血素 "O" 试验，简称抗 "O"。抗链球菌溶血素是机体产生的以链球菌溶血素 O 为抗原的抗体。通过测定血清中的 ASO 抗体效价，来判断患者有无 A 族溶血性链球菌感染，可作为 A 族溶血性链球菌感染性疾病的辅助诊断方法之一。但本试验无特异性意义，检测值升高，只能表明有溶血性链球菌感染，只要合理治疗，可以很快恢复正常。

正常参考值　< 500U。

临床意义

◇ 升高

● 溶血性链球菌感染、猩红热、丹毒、链球菌性咽炎、扁桃体炎。对风湿热、急性肾小球肾炎有间接诊断价值，若多次检测结果递增，并伴有红细胞沉降率(ESR)加快可有助于诊断。

● 少数非溶血性链球菌感染：病毒性肝炎、肾病综合征、结核病、结缔组织病、亚急性感染性心内膜炎、多发性骨髓瘤等。

- 寒冷地区、寒冷季节。
◇ 降低
药物性(水杨酸盐类、肾上腺皮质激素、抗生素)。

类风湿因子（RF）检测

类风湿因子是一种抗人或动物 IgG 分子 Fc 片段抗原决定簇的抗体，是以变性 IgG 为靶抗原的自身抗体。RF 主要为 IgM 类自身抗体，但也有 IgG 类、IgA 类、IgD 类和 IgE 类。检测 RF 的方法很多，常用的有胶乳凝集试验和 ELISA 法，胶乳法主要测定的是 IgM 类 RF；ELISA 法则可用于测定不同 Ig 类别的 RF，而且还可实现定量检测，较有实用价值。

参考值　正常(1:16)，可疑(1:32)，阳性。

临床意义
◎ 检测 RF 对类风湿性关节炎的诊断、分型和疗效观察有重要意义。
◎ 系统性红斑狼疮(SLE)患者有 50%RF 阳性，在其他结缔组织病如干燥综合征(SS)、硬皮病、慢性活动性肝炎及老年人中均可有不同程度的阳性率。

激素水平检测

性激素六项检测是内分泌失调者常用的检测方法，通过性激素六项的检查就可以确定是否患有内分泌疾病。

▶▶ 卵泡生成激素（FSH）◀◀

女：促进卵巢的卵泡发育和成熟。

男：促进睾丸曲细精管的成熟和精子的生成。

正常参考值　男:3~15IU/L。女：卵泡期 2~10IU/L；排卵期 8~20IU/L；黄体期 2~8IU/L；绝经后 >20IU/L。

临床意义
增高见于卵巢早衰、卵巢不敏感综合征、原发性闭经等；减低见于雌孕激素治疗期间、席汉综合征等。

▶▶ 黄体生成激素(LH) ◀◀

女：刺激卵巢分泌雌性激素。

男：刺激睾丸间质细胞分泌雄性激素。

正常参考值　排卵前期为 2~15mIU/ml，排卵期为 30~100mIU/ml，排卵后期为 4~10mIU/ml。一般在非排卵期的正常值是 5~25mIU/ml。

临床意义
低于 5mIU/ml 提示促性腺激素功能不足，见于席汉氏综合征；高 FSH 如再加高 LH，则可确诊卵巢功能衰竭，不必再做其他检查。LH/FSH ≥ 3 则是诊断多囊卵巢综合征的依据之一。

▶▶ 催乳激素(PRL) ◀◀

促进乳腺的增生、乳汁的生成和排乳。

正常参考值　0.08~0.92nmol/L。

临床意义
过多的催乳素可抑制 FSH 的分泌，抑制卵巢功能，抑制排卵。升高见于下丘脑病变，垂体病变，肾上腺功能减退，肝、肾疾病等。

▶▶ 雌二醇(E2) ◀◀

促使子宫内转变为增殖期和促进女性第二性征的发育。

正常参考值　男：29~132pmol/L。女：卵泡期 110~330pmol/L ；排卵期 370~850pmol/L ；黄体期 184~881pmol/L。

临床意义
增高见于产生雌激素的肿瘤、男子乳腺发育、肝硬化失代偿期等；减低见于卵巢功能低下、卵巢早衰、席汉氏综合征等。

▶▶ 黄体酮（P） ◀◀

促使子宫内转变为增殖期转变为分泌期。

正常参考值　男：0.3~0.95nmol/L 。女：卵泡期 0.6~1.9nmol/L ；排卵期 1.1~11.2nmol/L ；排卵后期 20.8~103nmol/L 。

> **临床意义**　增高见于先天性肾上腺皮质增生、卵巢囊肿葡萄胎等；减低见于流产、闭经 – 乳溢综合征等；P 低值见于黄体功能不全、排卵型功能失调子宫出血等。

▶▶ 睾酮（T） ◀◀

促进阴蒂、阴唇和阴阜的发育，对全身代谢有一定影响，促进精子发育，维持、促进第二性征及性器官的发育。

正常参考值　男：14~25nmol/L ；女：1.3~2.8nmol/L。

> **临床意义**　增高见于男性性早熟、肾上腺皮质增生、睾丸肿瘤、多囊卵巢综合征等；减低见于 21– 三体综合征、尿毒症、男性睾丸发育不全等。

适应人群

一　出现月经周期紊乱、闭经者。

二　生殖道异常出血、患妇科相关肿瘤等者，需要常规检查性激素六项。

三　出现精液异常、阳痿、激素相关肿瘤等者，需要检查性激素六项。

乙肝五项检测

乙型肝炎血清学检查，也称为乙肝"两对半"检查，"两对半"中第一对指的是表面抗原和表面抗体；第二对就是 E 抗原和 E 抗体；"半"指的是核心抗体。乙肝"两对半"主要是反应身体内是否感染乙肝病毒，要想全面了解感染的情况，要配合 HBVDNA 的检测，这样才能更好地反映病毒在身体复制的情况。

1.HBsAg(乙肝表面抗原)

2.HBsAb(乙肝表面抗体)

3.HBeAg(乙肝 e 抗原)

4.HBeAb(乙肝 e 抗体)

5.HBcAB(乙肝核心抗体)

1、3、5 项阳性说明感染的是大三阳，病毒复制快，有传染性。

1、4、5 项阳性说明感染的是小三阳，病毒复制相对较慢，传染性相对较小。

单独 2 项阳性说明原来感染过乙肝或者注射过乙肝疫苗。

1、5 或者 4、5 项阳性说明正在感染期间或者正在康复之中。

1、3 项阳性说明正在感染之中，应该及时治疗。

2、4、5 项阳性说明急性乙肝感染后康复。

临床意义

◎ 异常提示慢性或纤延性乙型肝炎活动期，与 HBsAg 感染有关的肝硬化或原发性肝癌。

◎ 慢性 HBsAg 携带者，即肝功能已恢复正常而 HBsAg 尚未转阴，或 HBsAg 阳性持续 6 个月以上而患者既无乙肝症状也无 ALT 异常，即所谓 HBsAg 携带者。

艾滋病检测

艾滋病是一种危害性极大的传染病，由感染艾滋病病毒(HIV 病毒)引起。HIV 是一种能攻击人体免疫系统的病毒。它把人体免疫系统中最重要的 CD$_4$T 淋巴细胞作为主要攻击目标，大量破坏该细胞，使人体丧失免疫功能。因此，人体易于感染各种疾病，并可发生恶性肿瘤，病死率较高。

检测 HIV 常采用酶联免疫吸附法、明胶颗粒凝集试验、免疫荧光检测法、免疫印迹检测法、放射免疫沉淀法等，其中前三项常用于筛选试验，后两项用于确证试验。

因目前在全世界范围内仍缺乏根治 HIV 感染的有效药物。现阶段的治疗目标是：最大限度和持久地降低病毒载量；获得免疫功能重建和维持免疫功能；提高生活质量；降低 HIV 相关的发病率和死亡率。目前尚无预防艾滋病的有效疫苗，因此最重要的是采取预防措施。艾滋病主要通过性接触、血液和母婴三种途径传播，性接触是艾滋病最主要的传播途径。所以切断传播途径是最好的预防措施。

建议

① 坚持洁身自爱，禁止婚前、婚外性行为。

② 严禁吸毒，不共用注射器、针头、剃须刀、牙刷以及其他被血液污染的物品。

③ 输血前，必须进行严格检验，以杜绝输入被污染的血液及其制品。

④ 患艾滋病的女性应避免妊娠，以免传给胎儿。

⑤ 使用安全套是性生活中最有效的预防性病和艾滋病的措施之一。

⑥ 要避免直接与艾滋病患者的血液、精液、乳汁和尿液接触，切断其传播途径。与艾滋病患者有密切接触者，必须做好防护消毒工作。

⑦ 做好传染病登记上报和保密工作。

梅毒检测

抽血检查 RPR 滴度和 TPPA。梅毒的潜伏期诊断可通过暗视野显微镜检、梅毒血清反应等方法准确查出，通常在抽血后 1 小时可出结果。梅毒是一种常见性病，患者感染梅毒后，经一定活动期，由于机体抵抗力增加或由于治疗的影响，临床症状暂时隐退，但梅毒血清反应呈阳性，此阶段称为梅毒的潜伏期。梅毒潜伏期为 9~90 天，平均 3 周。

▶▶ RPR ◀◀

RPR 检测试验是筛查梅毒的一种血清学试验。如化验单上显示：RPR(+)阳性、RPR(±)弱阳性，均表示感染梅毒，须及时治疗；如显示 RPR(-)阴性，则表示没感染梅毒或治疗转阴。RPR 滴度是判断梅毒疗效转归的指标之一。如果第一次化验显示 RPR 滴度 ≥ 1:1，则表示感染了梅毒，须进行治疗；如果经治疗后，RPR 滴度 ≤ 1:2，则属于正常范围。如果 RPR 滴度下降，为抗梅毒治疗有效。如果在规范治疗后，在以后的复查中 RPR 滴度下降后又重新升高，就要考虑抗梅毒治疗失败。

▶▶ TPPA ◀◀

TPPA 即梅毒确诊试验的金标准。如化验单上显示：TPPA(+)阳性、TPPA(±)弱阳性，均表示感染梅毒；如显示 TPPA(-)，则表示没感染梅毒或治疗转阴。

▶▶ TPHA ◀◀

TPHA(即梅毒螺旋体血球凝集试验)，是梅毒诊断的金标准。如化验单上显示：TPHA(+)阳性、TPHA(±)弱阳性，均可确诊感染梅毒，须及时治疗；如化验单上显示 TPHA(-)阴性，则表示无感染或治疗转阴。

▶▶ TRUST ◀◀

甲苯胺红不加热血清试验(TRUST)，是一种非梅毒螺旋体抗原血清试验，主要用于梅毒的筛选和疗效观察。如化验单上显示：TRUST(+)阳性、TRUST(±)弱阳性，均表示已感染梅毒；如显示 TRUST(-)阴性，则没有感染梅毒或治疗转阴。

▶▶ 抗-Tp ◀◀

抗-Tp 即梅毒螺旋体抗体筛查试验。如化验结果显示抗-Tp 阳性、

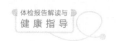

弱阳性，则表示已感染梅毒，如化验结果显示抗－Tp 阴性，则表示没有感染梅毒或治疗转阴。

▶▶ 检测结果解读 ◀◀

梅毒化验的检验结果，应该结合初筛试验、确认试验和患者临床、流行病学资料综合来分析。一般初筛试验 RPR、USR 试验阳性的患者，确认试验阴性则排除感染。确认试验 TPPA 或 TPHA 阳性，而初筛试验阴性，则认为是假阳性或梅毒感染已愈(少数患者不治疗可自愈)。要求梅毒患者经规范治疗后随访 2 年，第一年每 3 个月复查一次非梅毒螺旋体试验，第 2 年每半年复查一次，结果持续阳性，滴度较低(1:8 以下)不再上升，可认为是血清固定，临床已经治愈。如随访复查滴度上升，则认为是复发或再感染，需专科咨询或治疗。

巨细胞病毒检测

巨细胞病毒是巨细胞病毒感染的病原体，巨细胞病毒多为潜伏感染。人类巨细胞病毒只能感染人。人群中大部分人携带巨细胞病毒，只是大部分不发病，如果成人发病通常是在免疫力很低的时候，且如果发病都会病得比较严重。

> **临床意义**
> ◎ 引起先天性感染：巨细胞病毒感染、先天畸形、流产、死胎。
> ◎ 围生期感染：对正常婴儿，大多无症状；早产儿和体弱儿危险相对较大，可引起神经肌肉损伤。
> ◎ 青少年及成人感染：大多无症状，少数表现为单核细胞增多症、间质性肺炎、肝炎等。通过胎盘至胎儿、产道至新生儿、乳液和唾液至儿童、输血和器官移植传播，接触性感染，包括性接触。

肿瘤标志物检测

肿瘤标志物是指癌细胞分泌或脱落到体液或组织中的物质，或者是患者对自身体内癌变细胞发生反应并进入到体液或组织中的物质，这些物质，有的不存在于正常人体内，只见于胚胎时期，有的存在于正常人体内，但含微量，患癌症时会超过正常值。通过对肿瘤标志物检测，可以早期警示或辅助诊断、分析病程、指导治疗、监测复发或转移、判断预防等。因此肿瘤标志物的检测是必要的。

▶▶ 检测项目 ◀◀

1 甲胎蛋白（AFP）

AFP 是胚胎期肝脏和卵黄囊合成的一种糖蛋白，在正常成人血循环中含量极微（< 20μg/L）。AFP 是诊断原发性肝癌的最佳标志物，诊断阳性率为 60%~70%。血清 AFP > 400μg/L 持续 4 周或 200~400μg/L 持续 8 周者，结合影像检查，可作出原发性肝癌的诊断。

检测意义　急慢性肝炎，肝硬化患者血清中 AFP 浓度可有不同程度升高，其水平常< 300μg/L。生殖胚胎性肿瘤（睾丸癌，畸胎瘤）可见 AFP 含量升高，先天性胆总管闭锁、骨脊裂、少数卵巢肿瘤患者指标会升高。另外怀孕 3~5 个月时会比平常高。

2 癌胚抗原（CEA）

癌胚抗原是从胎儿及结肠癌组织中发现的一种糖蛋白胚胎抗原，在胎儿 3~6 个月的血清中可以检测到，所以称作癌胚抗原。属于广谱性肿瘤标志物。血清 CEA 正常参考值< 5μg/L，但升高程度和阳性率较低。CEA 属于黏附分子，对肺癌、原发性结肠癌、胆管癌、胃癌、腺胰癌、卵巢癌、子宫癌、食道癌、腺癌、肺癌、乳腺癌和泌尿系统的肿瘤会呈阳性反应。部分良性疾病直肠息肉、结肠炎、肝硬化、肺部疾病也有不同程度的 CEA 水平升高，血清 CEA 动态观察有助于疗效观察及复发诊断等，是多种肿瘤转移复发的重要标志。该标志物尤其对肠癌的发现很有意义。

3 EB 病毒抗体

EB 病毒抗体用于鼻咽癌筛查。

④ 前列腺特异性抗原(t-PSA 和 f-PSA)

总前列腺特异性抗原

① 用于早期诊断前列腺。

② 对 45 岁以上男性每年进行一次血清 PSA 测定，来对前列腺癌进行早期筛选诊断。

③ 用于前列腺癌的分期和预后监测。

游离前列腺特异性抗原

临床监测游离 PSA 主要用于前列腺癌与前列腺增生的鉴别。单独使用 t-PSA 或 f-PSA 升高来诊断前列腺癌时并不能排除前列腺肥大对前列腺癌诊断的影响，f-PSA/t-PSA 比值＜ 10% 提示前列腺癌，f-PSA/t-PSA 比值＞ 25% 提示前列腺增生，其特异度达 90%，正确率＞ 80%。

检测意义　在前列腺癌的诊断和监测上有重要意义，被认为是肿瘤学研究中最有组织特异性的肿瘤标志物。前列腺炎、前列腺肥大、骑自行车去体检的人，PSA 也会升高。

⑤ 糖类抗原 CA12-5

CA12-5 存在于上皮卵巢癌组织和患者血清中，是研究最多的卵巢癌标记物，在早期筛查、诊断、治疗及预后的应用研究均有重要意义。CA12-5 对卵巢上皮癌的敏感性可达约 70%。其他非卵巢恶性肿瘤(宫颈癌、宫体癌、子宫内膜癌、胰腺癌、肺癌、胃癌、结 / 直肠癌、乳腺癌)、恶性肿瘤引起的腹水也有一定的阳性率。良性妇科病(盆腔炎、妇女腺肌病、黄素囊肿、卵巢囊肿等)和早期妊娠可出现不同程度的血清 CA12-5 含量升高。

⑥ 糖类抗原 CA15-3

CA15-3 可作为乳腺癌辅助诊断、术后随访和转移复发的指标。对早期乳腺癌的敏感性较低(60%)，晚期的敏感性为 80%，转移性乳腺癌的阳性率较高(80%)。其他恶性肿瘤也有一定的阳性率，如肺癌、结肠癌、胰腺癌、卵巢癌、子宫颈癌、原发性肝癌等。特别要排除部分妊娠引起的该含量升高。

7 糖类抗原 CA19-9

CA19-9 是一种与胃肠道癌相关的糖类抗原，通常分布于正常胎儿胰腺、胆囊、肝、肠及正常成年人胰腺、胆管上皮等处。检测患者血清 CA19-9 可作为胰腺癌、胆囊癌等恶性肿瘤的辅助诊断指标，对监测病情变化和复发有很大意义。胃癌、结/直肠癌、肝癌、乳腺癌、卵巢癌、肺癌等患者的血清 CA19-9 水平也有不同程度的升高。某些消化道炎症 CA19-9 也有不同程度的升高，如急性胰腺炎、胆囊炎、胆汁瘀积性胆管炎、肝炎、肝硬化等。

8 糖类抗原 CA72-4

CA72-4 是目前诊断胃癌的最佳肿瘤标志物之一，对胃癌具有较高的特异性，其敏感性可达 28%~80%，若与 CA19-9 及 CEA 联合检测可以监测 70% 以上的胃癌。CA72-4 对其他胃肠道癌、乳腺癌、肺癌、卵巢癌也有不同程度的检出率。CA72-4 与 CA12-5 联合检测，作为诊断原发性及复发性卵巢肿瘤的标志，特异性可达 100%。

9 人附睾蛋白 4(HE4)

卵巢癌早期诊断指标。HE4 水平与年龄有关，年龄越大，它的水平就越高。健康女性的 HE4 在 140 以下，约 98% 女性的 HE4 水平＜140。HE4 在卵巢癌病例中是高水平表达，显著升高者 80% 以上都是卵巢癌。

10 胃泌素蛋白酶原(ProGRP)

ProGRP 在小细胞肺癌(SCLC)中表达明显。鉴别小细胞肺癌和非小细胞肺癌的灵敏度为 72.4%，特异性为 95%。

11 铁蛋白(SF)

铁蛋白升高可见于下列肿瘤：急性白血病、何杰金氏病、肺癌、结肠癌、肝癌和前列腺癌。检测铁蛋白对肝脏转移性肿瘤有诊断价值，76% 的肝转移患者铁蛋白含量高于 400μg/L。患肝癌时，在 AFP 测定值较低的情况下，可用铁蛋白测定值补充，以提高诊断率。在色素沉着、炎症、肝炎时，铁蛋白也会升高。升高的原因可能是由于细胞坏死，红细胞生成被阻断或肿瘤组织中合成增多。

▶▶ 肿瘤标志物检测报告解读 ◀◀

1 体检中发现某项肿瘤标志物指标升高，并不表示得了癌症。

2 肿瘤标志物在肿瘤的早期诊断中敏感性、特异性不是很高。

3 仅靠这些项目筛查肿瘤是远远不够的，还需要结合影像学等其他检查手段综合分析。

4 发现某项肿瘤指标轻度升高，不必过于紧张，但也不能掉以轻心，应及时找专科医生就诊，良性疾病、月经等生理现象、诊疗手段等因素会影响检测结果。

5 定期复查，动态观察其变化趋势，如继续升高应警惕并高度重视可能存在肿瘤，及时做进一步检查。

参考文献

［1］中国高血压防治指南修订委员会. 中国高血压防治指南 2010. 中华高血压杂志, 2011, 19(8)：701-743.

［2］中国成人血脂异常防治指南制订联合委员会. 中国成人血脂异常防治指南. 中华心血管杂志, 2007, 19(5)：390-419.

［3］中国营养学会. 中国居民膳食指南 2016. 北京：人民出版社, 2016.

［4］国家卫生计生委疾病预防控制局. 中国居民营养与慢病状况报告(2015年). 北京：人民卫生出版社, 2015.

［5］万学红, 卢雪峰. 诊断学. 8版. 北京：人民卫生出版社, 2013.

［6］《中华健康管理杂志》编辑委员会, 中华医学会健康管理分会. 健康体检质量控制指南. 中华健康管理学杂志, 2016, 8(10)：258-264.

［7］中华人民共和国卫生部疾病控制司. 中国成人超重和肥胖症预防控制指南. 北京：人民卫生出版社, 2006.

［8］中华医学会健康管理分会, 中华健康管理杂志编委会. 健康体检基本项目专家共识. 中华健康管理学杂志, 2014, 4(8)：81-90.

［9］中华医学会健康管理分会, 中华医学会心血管分会, 中华医学会超声医学分会, 等. 中国体检人群心血管危险因素筛查与管理专家共识. 中华健康管理学杂志, 2015, 12(9)：398-412.

［10］武留信, 曾强. 中华健康管理学. 北京：人民卫生出版社, 2016.

［11］王本忠, 付君. 乳腺触诊成像影像诊断学. 北京：科学出版社, 2016.

［12］中国成人血脂异常防治指南修订联合委员会. 中国成人血脂异常防治指南(2016修订版). 中华健康管理杂志, 2017, 2(11)：7-25.

［13］林华. 重视骨质疏松人群的健康管理. 中华健康管理学杂志, 2017, 11(4)：281-285.

［14］乔建红, 张文超, 薛秀娟, 等. 健康体检人群脑卒中相关危险因素的调查与分析. 中华健康管理学杂志, 2016, 10(3)：192-195.

［15］中华医学会内分泌学分会. 中国甲状腺疾病诊治指南：甲状腺功能亢进症. 中华内科杂志, 2007, 46(10)：876-882.

附录 体检检测项目正常值参考范围

1、血压正常值

正常血压：男性为 120/80mmHg，女性为 110/70mmHg 左右

高血压：收缩压 ≥ 140mmHg 或舒张压 ≥ 90mmHg

低血压：收缩压 ≤ 90mmHg 或舒张压 ≤ 60 mmHg

2、身高体重体重指数

体质指数计算方法是：体重（kg）÷ 身高（m）的平方，理想值为 22。

注：年轻女性的理想值为 20~21。

身体质量指数 (BMI)= 体重（公斤）÷ 身高（米）的平方，是目前国际上常用的衡量人体胖瘦程度以及是否健康的一个标准。轻体重：BMI < 18.5；健康体重：18.5 ≤ BMI < 24.0；超重：24.0 ≤ BMI < 28.0；肥胖：BMI ≥ 28.0。

3. 血常规

(1)白细胞

$(4{\sim}10) \times 10^9/L$

(2)红细胞

男：$4.0{\sim}5.5 \times 10^{12}/L$

女：$3.5{\sim}5.0 \times 10^{12}/L$

新生儿：$6.0{\sim}7.0 \times 10^{12}/L$

(3) 血红蛋白

男：120~160g/L

女：110~150g/L

儿童：170 ~200g/L

(4) 血小板

$(100{\sim}300) \times 10^9/L(10 万 {\sim}30 万个 /mm^3)$。

4. 血糖

正常人的空腹血糖值为 3.9 ~ 6.1mmol/L; ＞ 6.1mmol/L 而＜ 7.0mmol/L 为空腹血糖受损；如两次空腹血糖≥ 7.0mmol/L 考虑糖尿病；建议复查空腹血糖，糖耐量试验；如果随机血糖≥ 11.1mmol/L 可确诊糖尿病；如血糖＜ 2.8mmol/L，临床产生相应的症状称为"低血糖"。

正常人餐后 2 小时血糖＜ 7.8mmol/L，如果餐后 2 小时血糖≥ 7.8mmol/L，又＜ 11.1mmol/L，为糖耐量减低。餐后 2 小时血糖≥ 11.1mmol/L，考虑为糖尿病 (需另一天再试)(排除应激状态外，如感染、外伤)。

5. 血脂

(1)总胆固醇(TC)：正常值＜ 5.17mmol/L　(＜ 200mg/dl)。

(2)甘油三酯(TG)：男：0.45~1.69mmol/L ；女：0.40~1.53mmol/L ；

(3)高密度脂蛋白胆固醇(HDL-C)：正常值 1.04mmol/L。

(4)低密度脂蛋白胆固醇(LDL-C)：正常值 2.7~3.1mmol/L。

6. 肝功能

(1)谷丙转氨酶正常＜ 40U/L。

(2)谷草转氨酶正常＜ 40U/L。

(3)总蛋白(TP)：成人 60~80g/L。

(4)白蛋白(ALB)：成人 35~55g/L。

7. 肾功能

血肌酐正常参考值 44~106μmol/L

(1)男性 52~105μmol/L ；女性 53~97μmol/L

(2)血尿素氮(BUN)正常值为 1.75~8.05mmol/L

(3)尿酸正常成人男性为 210~420μmol/L ，女性 150~350μmol/L。

8. 尿常规

(1)红细胞：正常人尿中可偶见红细胞，镜检阴性或不超过 2 个 /HP。

(2)白细胞：正常可有少数白细胞存在，镜检每高倍镜视野不超过 5 个。

(3)尿蛋白阴性，尿糖为阴性，尿胆红素阴性；尿隐血阴性。

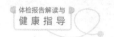

9. 超声检查

检测脏器无增大和萎缩，无结石息肉囊肿和弥漫性炎症。

10. X片

胸廓对称，气管居中，所见骨质结构完整，两肺纹理清晰，未见实质性病变，心脏大小形态无异常，膈面光滑，两侧肋膈角锐利。两肺未见明显实质性病变。

11. 五官科

眼、耳、鼻、口、喉科未见异常。

12. 心电图

窦性心律。

13. 肺活量

成年男子肺活量约为3500毫升，女子约为2500毫升。壮年人的肺活量最大，幼年和老年人较小。

14. 内外科检查

未见异常。

15. 妇科检查

未见异常。